아이 식사가 잘못됐습니다

일러두기

· 이 책은 2022년 11월까지의 데이터를 바탕으로 집필했습니다.
· 이 책에서 소개한 내용의 효과, 효용은 사람마다 차이가 있습니다.
· 식품 알레르기, 질병이 있는 사람은 반드시 의사와 상담하시길 바랍니다.

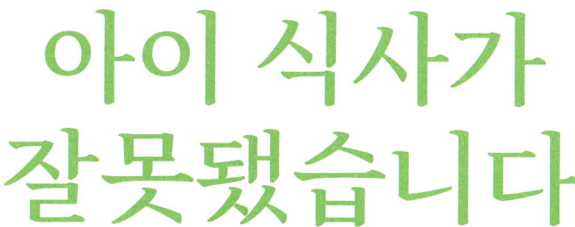

아이 식사가
잘못됐습니다

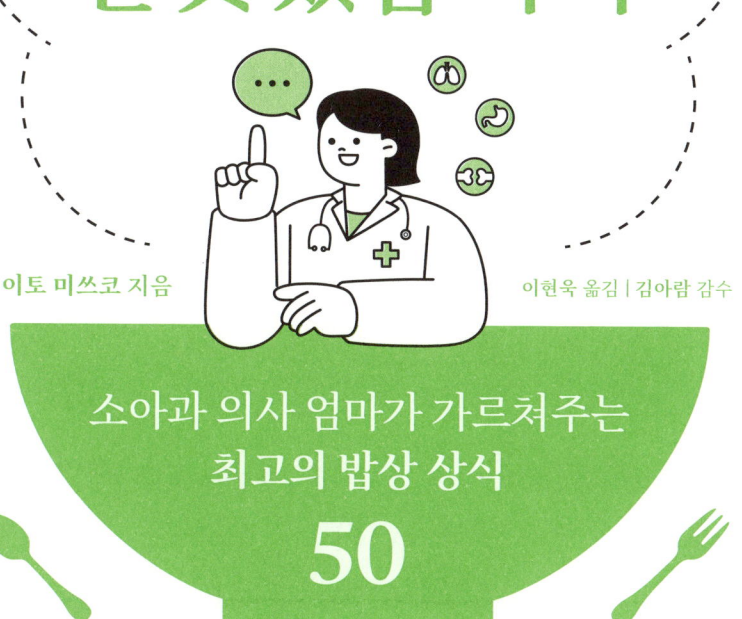

이토 미쓰코 지음

이현욱 옮김 | 김아람 감수

소아과 의사 엄마가 가르쳐주는
최고의 밥상 상식
50

THE NAN
더난콘텐츠

최근 질병관리청에서 발표한 국민건강영양조사 결과를 살펴보면, 우리 사회 전반에서 잘못된 식생활로 인한 생활습관병이 점차 심각한 문제로 자리 잡아가고 있음을 확인할 수 있습니다. 당뇨병, 고혈압, 고지혈증 같은 만성질환 발병률이 증가하고 있으며, 이러한 질환의 근본 원인 중 하나가 오랜 시간에 걸쳐 형성된 잘못된 식습관임이 지적되고 있습니다. 이러한 결과는 국민들 사이에서 식생활의 중요성을 깨닫고 관심을 가지는 계기가 되고 있지만, 안타깝게도 많은 이들이 실제로 몸에 이상 신호가 나타나기 전까지는 제대로 된 식습관을 실천하지 못하고 있는 것 또한 현실입니다.

실제 식습관 교정이 필요한 분들을 만나다 보면 이미 오랜 시간 나쁜 습관이 굳어져 있어 쉽게 바꾸기 어려운 경우가 대부분입니다. 이처럼 이미 습관화된 식사 방식은 단순한 정보 전달만으로는 쉽게 개선하기 어렵고, 지속적인 실천뿐 아니라 주변 환경도 함께 바꾸어야 바람직한 효과를 기대할 수 있습니다.

그래서 나쁜 식습관이 자리 잡기 전에, 미리 예방하고 올바른 습관을 길러주는 것이 무엇보다 중요합니다. 바른 식습관이야말로 우리가 자기 자신에게 줄 수 있는 가장 큰 선물이며, 평생 건강의 초석이 됩니다. 이러한 시점에서 어린 자녀를 키우는 부모가 아이들에게 어떤 음식을 주어야 할지 올바른 정보를 제공하는 이 책의 발간은 매우 반가운 소식입니다.

이 책은 우리 아이들에게 어떤 음식을 제공해야 하는지 명확하고 이해하기 쉽게 풀어낸 점이 특히 돋보입니다. 단순히 이론과 지식을 전달하는 데 그치지 않고, 실제 가정에서 바로 적용할 수 있는 방법을 쉽고 친절하게 안내해 줍니다. 이 책에서 소개하는 다양한 정보와 방법들을 통해 우리 아이들이 올바른 영양을 섭취하고 평생 건강의 기초를 잘 다질 수 있기를 기대합니다.

2025년 10월

바른식습관연구소 김아람 소장

아이의 몸, 마음, 뇌, 성격은
먹는 것으로 결정됩니다
이것은 사실입니다

'건강을 위해 균형 잡힌 식사를 합시다.'

자주 듣는 말이죠?

해외의 연구 결과나 논문을 찾아봐도 이 말은 부인할 수 없는 사실입니다.

"균형 잡힌 식사가 좋은 건 당연히 알지만 매일 그렇게 먹기는 어려워."

"너무 이상적인 말 아닌지…."

"우리 아이는 편식이 심하니까."

이러한 말이 어디선가 들리는 것 같습니다.

여기서 잠깐 나무통을 한번 떠올려 보길 바랍니다.

나무통에 구멍이 뚫리거나 부서지면 어떻게 될까요?

나무통 안에 물을 담을 수 없겠죠?

물을 담는다 해도 결국 다 흘러내릴 겁니다.

우리의 몸도 나무통과 똑같습니다.

영양의 균형이 잡힌 식사를 하면 흠이 없고 고른 나무통이 만들어집니다.

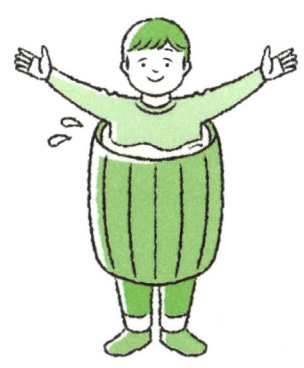

그렇지만 편향된 식사가 계속되면 흠이 생겨 물이 샙니다.

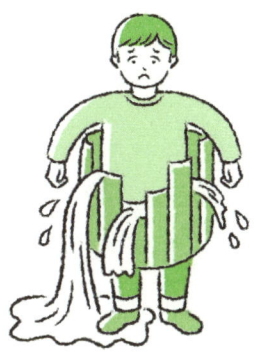

이 상태로는 아무리 몸에 좋은 것을 먹어도 효과가 크지 않습니다.

그렇다면 너무 아깝지 않을까요?

한편, 균형 잡힌 식사를 하는 아이는 깊고 튼튼한 나무통 안으로 무엇이든 잘 받아들일 수 있습니다.

식사를 바꾼다고 해서 내일부터 당장 무언가가 변하는 것은 아닙니다. 하지만 아이의 미래는 확실히 바뀐다는 사실을 기억하시길 바랍니다.

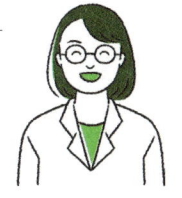

저는 소아과 의사인 이토 미쓰코입니다.

2017년 아카사카 패밀리 클리닉을 개업하고 아이부터 어른까지 수많은 환자를 만나면서, 도쿄 대학교 의학부 부속병원 소아과에서 외래 진료도 보고 있습니다.

앞에서 '아이의 몸, 마음, 뇌, 성격은 먹는 것으로 결정됩니다. 이것은 사실입니다'라는 글을 읽고 놀라셨나요? 아니면 '역시!'라고 생각했나요? 너무 과장한 것 같다고 반신반의하는 분도 계시겠죠.

여기서는 제가 왜 이 책에서 먹는 것이 중요하다는 말을 하려고 하는지, 조금 다른 각도에서 이야기해 보려고 합니다.

우리는 부모님에게 물려받은 유전 정보와 함께 '공기', '물', '환경' 그리고 '음식'으로 만들어집니다. 여기서 '환경'은 사는 곳의 기후, 정치, 문화, 역사, 종교, 경제, 가정 등을 말합니다.

호흡하기 위한 '공기'를 직접 고르기는 어렵습니다. '물'의 질을 관리하기도 쉽지 않습니다. '환경'은 바꿀 수 없는 것은 아니지만, 지금 당장 다른 환경을 선택하기는 어렵습니다.

그렇지만 '음식'은 선택할 수 있습니다.

식재료를 청과물점에서 살지, 슈퍼마켓에서 살지, 편의점에서 살지, 인터넷에서 살지 고를 수 있습니다.

단것이 먹고 싶을 때 도넛을 먹을지, 사과를 먹을지도 고를 수 있습니다.

요리할 때 튀길지, 구울지, 찔지도 고를 수 있습니다.

이렇게 우리에게는 항상 복수의 선택지가 있고, 무엇을 고르든 자유입니다. 주도권은 아이의 부모인 보호자에게 있습니다. 아이에게는 아직 건강한 음식에 대한 정보가 충분하지 않기 때문에 적절한 선택을 하기 어렵습니다. 그래서 부모가 주도권을 가지는 것이 중요합니다.

그러나 여기서 문제가 하나 있습니다.

선택할 수 있기 때문에 오히려 넘쳐나는 정보 가운데 무엇을 고를지 갈피를 잡지 못하거나 편향된 정보를 받아들일 위험이 있다는 것입니다.

인터넷에서 '아이 / 식사 / 건강'으로 검색하면 방대한 양의 기사가 나옵니다. 리뷰나 후기를 봐도 사람마다 하는 말이 다 다릅니다. 또 시대에 뒤처진 정보를 쭉 믿는 사람도 많습니다.

저는 의사가 되기 전 통역사로 활동할 때부터 해외 의학 연구와 논문 확인을 하루도 거르지 않고 있습니다. 덕분에 의학적 근거가 있는 아이의 식사와 관련해 최신 정보를 확인할 수 있습니다.

음식에 대한 좋은 정보와 나쁜 정보가 뒤섞여 아주 혼란스러운 세상입니다.

이 책에서는 의학적인 근거가 있는 아이의 음식과 식사에 관한 중요한 사실 50가지를 소개합니다. 의학적인 근거라고 하면 왠지 어렵게 느껴지지만, 기본적으로 전부 따라 하기 쉬운 것입니다. 순서는 상관없습니다. '이거라면 할 수 있겠다!'라고 생각하는 것부터 시작하면 됩니다.

그리고 '음식' 외에도 식사 시간, 수면 시간, 운동, 스트레스 관리, 환경 관리 등 전체적인 접근이 필요한 부분도 같이 설명합니다. 음식만 신경 써서는 건강해질 수 없으니까요.

이런 접근법을 'THP(Total Health promotion Plan, 일본 후생노동성이 '일하는 사람의 건강한 몸과 마음'이라는 슬로건을 내걸고 추진한 건강 유지·증진 대책―옮긴이)'라고 합니다. 이 부분도 잘 살펴보시길 바랍니다.

무엇을 어떻게 먹는지에 따라 아이의 몸, 마음, 뇌의 상태, 성격이 바뀝니다.

이는 곧 세상을 살아가는 힘으로도 이어집니다.

이 책을 읽은 부모님들이 하루빨리 더 좋은 선택을 하시길 바랍니다.

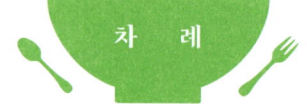

차 례

PART 3 아이의 식사 비결 - 더 알고 싶은 10가지 기본

COLUMN '한방약'은 아이들에게도 효과가 있다

PART 4 아이의 식사 처방 - 고민별 솔루션 9

COLUMN 식사만큼 '운동'도 중요하다

PART 5 아이의 식사 팁 – 밥상 고민을 해결해 주는 간단 레시피 & 반짝 아이디어

PART 1

아이의 식사 상식

10가지 기본 중의 기본

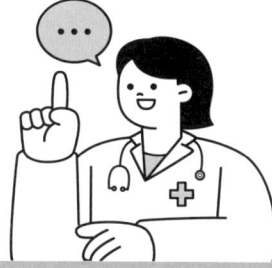

매일 아침, 달걀을 하나 먹는다

→ 효율적으로 단백질을 섭취한다

튼튼한 몸을 만든다

피부, 머리카락이 건강해진다

기분이 안정된다

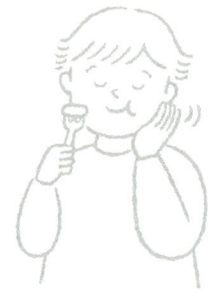

 데이터 · 사실

◆ 달걀에는 **양질의 단백질이 풍부하다.**

◆ 아침에 단백질을 충분히 섭취하면 **주변 사람에게 친절해진다는 연구 결과가 있다.**

 이렇게 먹는다

◆ 삶은 달걀로 먹는 방법을 가장 추천한다(챕터 27 마지막 부분).

◆ 아이가 달걀 특유의 유황 냄새를 싫어한다면 오믈렛으로 만들어 케첩을 소량 뿌리거나, 삶은 달걀에 마요네즈와 케첩을 섞은 소스 등을 얹어 냄새를 없앤다.

달걀은 왜 몸에 좋을까?

달걀을 많이 먹으면 콜레스테롤 수치가 높아진다는 이미지가 강해서, 줄이는 편이 낫다고 생각하는 사람이 많습니다.

하지만 이것은 오해입니다. 식품에 함유된 콜레스테롤의 양은 혈중 콜레스테롤에 영향을 끼치지 않는다는 연구 결과가 잇달아 나오면서 **달걀 섭취 제한은 하지 않아도 된다는 발표도 있었습니다.**[1]

달걀은 양질의 단백질 공급원이기 때문에 매일 한두 개씩 먹는 것을 추천합니다.

인간에게 필요한 단백질은 20가지 아미노산으로 구성됩니다. 달걀은 이 **20가지 아미노산을 전부 골고루 함유하고 있습니다.** 즉 체내에서 합성되지 않는 9가지 아미노산을 효율적으로 섭취할 수 있는, 굉장히 우수한 음식입니다.

왜 아침에 달걀을 먹으면 좋을까?

1995년 연구에서 단백질을 충분히 섭취한 사람과 그렇지 않은 사람을 비교했더니 '단백질을 섭취하지 않은 사람의 공격성이 높아졌다'라는 결과가 나왔습니다.[2]

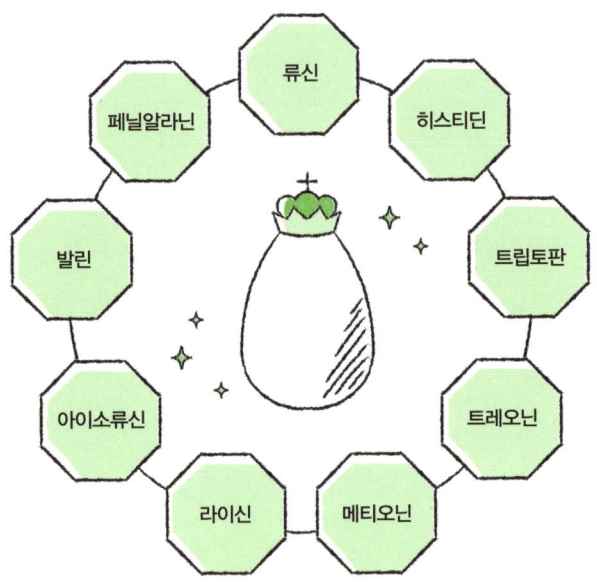

그리고 2017년 연구에서는 아침에 단백질을 충분히 섭취한 사람과 섭취하지 않은 사람을 비교했더니 '단백질을 충분히 섭취한 사람이 주변 사람을 더 잘 이해하고 수용했다'라는 결과가 나왔습니다.[3]

즉, 주변 사람에게 더 친절해진다는 것입니다.

그래서 아침에 단백질을 섭취할 수 있는 메뉴를 먹는다면 평온한 하루를 보낼 수 있습니다. 단백질을 섭취할 수 있는 여러 음식 중에서도 쉽게 먹을 수 있는 것이 바로 달걀입니다. 삶아서 먹으면 좋겠죠.

아침, 점심, 저녁에 단백질을!

단백질은 근육, 뼈, 피부의 주성분입니다. 뿐만 아니라 바이러스나 세균 등에 감염되었을 때 작용하는 항체, 호르몬, 세로토닌과 같은 신경 전달물질을 구성하는 중요한 영양소입니다.

하지만 섭취하면 바로 대사(화학반응을 통해 다른 물질로 변하는 것)가 일어나기 때문에 **단백질은 체내에 저장되지 않습니다.** 그래서 매번 단백질을 함유한 음식을 먹도록 신경 써야 합니다.

병원 진료실에서 이야기를 듣다 보면 대부분의 아이가 급식 또는 저녁으로 단백질을 섭취합니다. 아침에 단백질을 섭취하는 아이는 소수입니다.

아침, 점심, 저녁에 매 끼니마다 단백질을 섭취할 수 있도록 신경 씁시다. 매끼 손바닥(손가락까지 포함) 크기의 그릇만큼 단백질 식재료를 먹는 것을 추천합니다.[4]

연어와 정어리로
비타민 D를 섭취한다

→ 비타민 D로 면역력과 뇌 기능을 강화한다

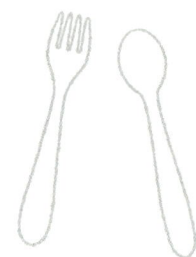

> 뼈가 튼튼해진다

> 뇌 발달을 촉진한다

> 면역력이 높아진다

 데이터·사실

◆ 비타민 D 부족으로 **뼈가 변형되는 구루병에 걸린 아이가 약 4배 증가**했다 (2009~2014년).

◆ 비타민 D가 부족하면 **전염병 발병 위험이 3배 이상** 높아진다.

◆ 비타민 D는 **뇌 기능, 우울증과도 관련**이 있다.

◆ 연어, 정어리에는 **비타민 D가 풍부**하다.

 이렇게 먹는다

◆ 연어, 정어리는 한 끼에 100그램 이상, 일주일에 3~4번 먹는다.

◆ 동물성 식품으로 섭취하면 비타민 D의 흡수율이 높아진다.

비타민 D가 부족하면 어떻게 될까?

비타민D는 연어, 정어리 등에 풍부하며, **뼈의 성장에 필요한 비타민으로 널리 알려져 있습니다.**

어릴 때 비타민D가 부족하면 다음과 같은 증상이 나타납니다.

- **다리가 O자형으로 휜다**
- **머리뼈가 약해진다**
- **갈비뼈가 튀어나온다**

저는 연구를 통해 2009년부터 2014년까지 비타민D 결핍으로 뼈가 변형되는 **'구루병'을 진단받은 아이의 수가 약 4배 증가한 사실**을 알게 되었습니다.[6]

그 원인은 다음과 같습니다.

- **부모가 식품 알레르기를 과도하게 걱정하여 비타민 D가 들어 있는 달걀이나 생선 등을 늦게 먹기 시작한 아이가 많았다**
- **햇볕을 쬐는 시간이 부족한 아이가 늘어났다**

인간이 필요로 하는 비타민D의 80퍼센트는 햇볕을 피부에 직접 쬐면 생성됩니다. 하지만 최근에는 햇볕에 타는 것을 극단적으로 꺼리는 사람이 많아졌습니다.[7] 선크림이나 양산 등을 이용한 완벽한 자외선 대책으로 비타민D가 생성될 기회가 줄어든 것도 비타민D 부족의 원인인 것 같습니다.

그렇다고 해도 햇볕을 많이 쬐면 피부암, 기미, 주름의 원인이 되기 때문에 적극적으로 추천하기는 힘듭니다.

달걀은 되도록 매일 먹고(챕터 01 참고), **연어나 정어리를 이틀에 한 번, 한 번에 약 100그램씩 먹는 것**이 이상적입니다.

비타민 D는 뇌와도 관련이 있다

뇌가 발달하는 시기(태내에 있을 때~0세)에 비타민D가 결핍되면 **자폐증이나 발달장애가 생길 가능성이 높아진다**는 사실이 여러 연구를 통해 밝혀졌습니다.[8,9]

어른도 혈중 비타민D 농도가 낮으면 **알츠하이머형 치매가 될 가능성이 세 배나 높다**는 연구 결과가 있습니다.[10] 또 우울증에 걸리기 쉽다는 데이터도 있습니다.[11]

뇌에는 비타민D 리셉터(수용체, 세포 표면에 있는 안테나 같은 것)가 있습니다. 리셉터가 있어야 그 성분이 작용하기 때문에 비타민D는 뇌의 세포에 직접 영향을 미치는 굉장히 중요한 영양소입니다.

비타민 D가 부족하면 감염에 약해진다?

비타민D는 면역과도 깊은 관련이 있습니다. 그래서 비타민D가 부족하면 전염병, 알레르기에 걸리기 쉽고 암이 생기기도 쉽다는 연구가 있습니다.[12~15]

가능하다면 혈액검사로 아이의 혈중 비타민D 수치를 확인해 봅시다.

생선을 많이 먹이기 힘들다면…

음식만으로는 비타민D를 충분하게 섭취하기 어려운 경우가 많습니다. 생선을 잘 먹지 않는 아이도 있죠.

이런 경우는 **영양제를 잘 활용**하면 좋습니다.

어린아이도 먹을 수 있는 안전한 액체 비타민D가 영양제로 나옵니다. 4세 이상이라면 문제없이 먹을 수 있는 작은 알약 타입도 있습니다.

비타민D를 음식만으로 충분히 섭취하기는 어렵지만, 영양제를 매일 먹는다면 개선이 가능합니다.

다만, 신뢰할 수 있는 영양제인지 잘 알아봐야 합니다. 인터넷에서 판매하는 영양제는 질이 낮은 경우도 많고 아무도 품질을 보증해 주지 않으니 추천하지 않습니다. 의사와 상담하는 것이 좋습니다.

03 고기와 채소로 철분을 섭취한다

→ 잘 조합하여 흡수율이 낮은 철분을
효과적으로 섭취한다

빈혈을 예방한다　　쉽게 지치지 않는다

면역력이 높아진다　　뇌 발달을 촉진한다

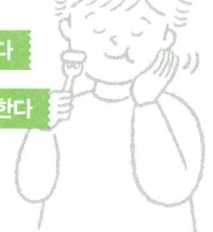

 데이터 · 사실

◆ **일본에는 빈혈 인구가 굉장히 많다.** 철분은 다른 나라와 비교해도 낮은 수치다.

◆ 철분은 신체뿐만 아니라 **뇌 기능에도 필수적인** 미네랄이다.

◆ 빈혈이 있을 경우 **상처가 잘 낫지 않는다.**

 이렇게 먹는다

◆ 동물성 철분(고기 등)과 식물성 철분(채소 등)을 잘 조합하면 흡수율이 높아진다.

◆ 철분은 유제품과 같이 섭취하지 않는다.

◆ 철분은 차, 커피와 같이 섭취하지 않는다.

◆ 정어리, 바지락, 재첩, 파래 등을 먹는다
(톳은 비소가 들어 있기 때문에 주의한다.[16, 17] 일주일에 한 번 정도가 좋다).

일본은 빈혈 인구가 많은 나라

전 세계적으로 봐도 일본은 철분이 부족한 빈혈 인구가 많은 나라입니다. 특히 여성의 철분 섭취량은 하루 7.6밀리그램으로, 매년 감소하고 있습니다. 참고로 미국의 성인 여성의 평균 철분 섭취량은 하루 18.9밀리그램입니다.[18]

철분은 고기나 생선에 많이 들어 있지만, 살을 빼기 위해 다이어트를 하면 고기나 생선 등 동물성 단백질을 충분히 섭취하지 못하게 됩니다. 이런 경향은 아이들에게서도 나타납니다.

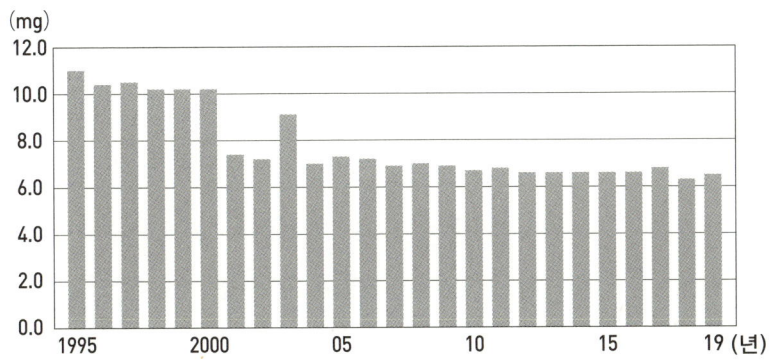

7~14세의 하루 철분 섭취량

출처: 국립건강·영양연구소 '철분 섭취량의 평균값·표준편차의 연도별 추이(성별·연령별)'를 참고하여 작성

철분이 부족하면 어떻게 될까?

철분은 몸에 필요한 미네랄입니다. 부족하면 쉽게 지치고 어지럽고 아침에 일어나기 힘들고 숨이 차는 빈혈 증상이 나타납니다. 이런 증상이 **몸에 나타나기 전에 이미 기억력과 정보처리 속도 저하, 기력 저하, 짜증 등 뇌 기능에 영향이 나타난다**고 합니다.[18]

아이가 멍하고 무기력한 상태가 지속되거나 짜증을 낸다면 철분 부족을 의심해 봐도 좋을 것 같습니다.

동물성과 식물성을 함께 섭취하라

소송채나 시금치 등 식물성 식재료에 철분이 들어 있는 경우도 있지만, **동물성(고기 등)과 식물성(채소 등) 철분을 같이 섭취하지 않으면 흡수율이 떨어집니다.** 동물성 철분(헴 철분)의 체내 흡수율이 약 20퍼센트인데 비해 식물성 철분(비헴 철분)은 2~5퍼센트 정도입니다. 그래서 고기와 채소를 동시에 섭취해야 합니다.

여기서 말하는 흡수율은 생체에 흡수되는 양입니다. 그러니까 **기름으로 볶은 시금치 100그램에 철분은 1.2밀리그램이 들어 있지만, 약 1퍼센트만 체내에 흡수된다는 것**입니다(우유를 함께 마시지 않는 등 다른 조건이 다 충족된 경우). 함유된 철분이 전부 흡수되지 않는다는 사실을 기억해 둡시다.

식품	흡수율
돼지 간	13%
소간	13%
정어리	11%
고기	23%
생선살	8%
채소	1~4%
시금치	1%

출처: 일본철분바이오사이언스학회

빈혈이면 상처가 잘 낫지 않는다

피부 재생에는 단백질, 비타민, 미네랄이 꼭 필요합니다. 미네랄의 한 종류인 철분이 부족하면 상처가 아무는 속도도 느려집니다.[19]

체내 철분의 상태는 혈액검사로 바로 알 수 있습니다. 철분 하면 바로 떠오르는 헤모글로빈(Hb)은 적혈구 중의 '헤모글로빈'이라는 단백질과 철이 결합한 것의 양을 나타냅니다. 혈액검사를 할 때는 헤모글로빈뿐만 아니라 페리틴(저장철) 수치도 같이 확인해 보면 좋습니다. **철분이 부족할 때는 먼저 페리틴 수치부터 낮아집니다.** 즉, 헤모글로빈 수치가 정상이더라도 저장된 철이 적을 수 있습니다.[20]

04 매일 빻은 참깨를 1큰술 먹는다

→ 면역력이 강화된다

면역력이 높아진다

마음이 안정된다

장 건강이 좋아진다

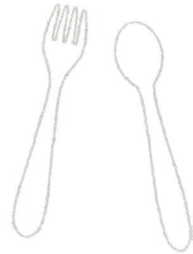

 데이터 · 사실

◆ 참깨에는 **칼슘, 아연, 철분이 풍부하다.**

◆ 참깨의 세사민 성분은 **항산화 효과가** 커서 뇌, 피부뿐만 아니라 **전신에 유용하다.**

◆ 볶은 후 빻은 참깨를 매일 섭취하면 **장내 환경이 개선된다.**

 이렇게 먹는다

◆ 하루에 빻은 참깨 1~2큰술을 섭취한다.

◆ 참깨를 통깨로 먹으면 소화 · 흡수가 잘되지 않기 때문에 볶은 후 빻아서 먹는 것을 추천한다.

왜 참깨가 좋을까?

일본인은 평균적으로 칼슘, 아연이 부족합니다.[21]

칼슘은 뼈와 치아뿐만 아니라 전신에 필요한 미네랄입니다.

아연은 면역력 강화에 도움을 주기 때문에 코로나19가 유행할 때도 전 세계적으로 주목받은 미네랄입니다.

안타깝게도 이 두 가지 모두가 부족한 사람이 많습니다. 그런데 이 **칼슘과 아연이 풍부한 것이 바로 참깨**입니다.

아연이 부족하면 미각 이상, 후각 이상이 생기기 쉽다는 사실[22]도 연구에서 밝혀졌습니다. 또 **아연은 정서나 정신적인 면에서도 중요한 역할**[23]을 합니다. 정서 불안이나 고민이 있는 아이의 혈액을 검사하면 아연 부족이라는 결과가 나오는 경우가 많습니다. 이때는 충분히 아연을 보충해 주면 개선된다는 사실이 다수의 연구에서 밝혀졌습니다. 실제로 저희 병원에서도 혈액검사 후에 아연을 처방하고 있습니다.

참고로 '정서'와 '정신'이라는 용어는 다음과 같이 구분하여 사용합니다.

- 정서=뇌의 원시적, 본능적 감정. 질병의 증상으로는 불안, 분노, 공포 등
- 정신=멘탈적인 면. 질병의 증상으로는 기분 저하, 불면, 집중력 결여 등

참깨는 뇌에도 좋다?

세사민은 참깨에 함유된 영양소로 항산화력이 뛰어나다고 알려져 있습니다. 항산화력이란 염증을 억제하고 질병과 노화를 예방하는 힘입니다. 그래서 고령자의 관절과 뇌에 좋을 뿐만 아니라 **아이의 뇌 기능, 면역력 강화, 피부 건강 등 전신에 도움이 됩니다.**[24,25]

매일 빻은 참깨를 1~2큰술 먹어 장 건강을 지킨다

참깨는 식이섬유뿐만 아니라 미량영양소(극히 적은 양이기는 하지만 몸의 기능을 유지하는 데 필요한 영양소)도 풍부하기 때문에 장 건강(챕터 18 참조)에도 굉장히 좋은 식재료입니다.

통깨보다 빻은 참깨의 흡수율이 높기 때문에 장 점막을 통한 미량영양소의 흡수도 잘됩니다. **매일 1~2큰술을 섭취**하도록 합시다.

참깨에 함유된 아연은 녹차, 커피, 곡류, 콩류와 동시에 섭취하면 흡수율이 떨어진다고 알려져 있습니다. 그렇다고 해서 흡수 방해를 지나치게 신경 쓰면 메뉴를 정하기 어려울 수 있습니다. **아연은 애초에 흡수율이 낮은 미네랄**이기 때문에 참깨뿐만 아니라 굴, 가다랑어(가쓰오부시) 등 아연이 풍부한 식품을 의식적으로 충분히 섭취하는 방법을 추천합니다.

볶아서 빻은 참깨 2큰술은 약 98킬로칼로리입니다. 칼로리가 밥 반 공기 정도이기 때문에 하루에 2큰술 정도까지만 먹도록 합시다.

05 밥을 할 때 잡곡을 섞는다

→ 백미, 현미보다 식이섬유가 풍부하다

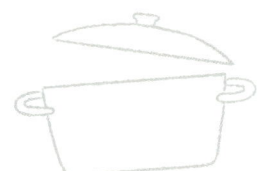

장 건강이 좋아진다

면역력이 높아진다

 데이터 · 사실

- ◆ 잡곡은 수수, 조, 피 등이다.
- ◆ 잡곡은 **식이섬유가 풍부하기 때문에 현미보다 추천한다.**
- ◆ 식이섬유는 일본인의 **거의 모든 연령층에서 부족하다.**
- ◆ 식이섬유는 면역 기능에 중요한 역할을 한다.

 이렇게 먹는다

- ◆ 통잡곡(찰보리, 퀴노아, 아마란투스, 수수, 조, 피, 오트밀 등)을 백미에 섞어 밥을 지어도 좋다.
- ◆ 시중에 판매되는 즉석 잡곡밥을 활용해도 좋다.

왜 잡곡을 먹으면 더 좋을까?

백미의 식이섬유는 1.5그램(백미로 지은 밥 100그램당)입니다. 한편, 잡곡의 일종인 조, 피, 팥은 백미보다 식이섬유가 풍부합니다.[26]

- 조의 식이섬유 3.3그램
- 피의 식이섬유 4.3그램
- 팥(통팥)의 식이섬유 12.1그램

식이섬유가 풍부한 곡물을 쌀에 섞어 먹는 것을 추천합니다.

'건강에 좋은 쌀'이라고 하면 흔히 현미를 떠올립니다. 현미는 백미보다 미네랄은 풍부하지만, 식이섬유의 양은 별반 다르지 않습니다. 비소나 농약이 남아 있는 경우도 많기 때문에 현미만 먹는 것보다는 다른 잡곡도 섞어 먹는 것이 좋습니다.

시판용 제품도 괜찮아!

보리, 수수, 조, 피, 퀴노아 등 곡류와 콩류가 혼합되어
소량 포장된 제품을 마트 등에서 쉽게 구입할 수 있습니다.
쉽게 살 수 있는 제품을
취향에 따라 선택하면 됩니다.

식이섬유는 아이도, 어른도 부족하다!

일본인의 식품·영양 섭취 데이터를 살펴보면 아이부터 고령자까지 거의 모든 연령층에서 식이섬유 섭취량이 국가가 권장하는 양보다 부족합니다.[27] 그 이유는 서구화된 음식과 가공식품의 증가로 평소 식탁에 오르는 음식에서 식이섬유가 함유된 식재료가 줄어들었기 때문입니다.

김 등의 해조류, 뿌리채소 조림 등의 반찬을 추가하는 것을 추천합니다.

열심히 요구르트를 챙겨 먹기 전 중요한 것

면역력 강화와 변비 대책으로 장 건강을 위해 요구르트, 유산균음료, 유산균식품 등으로 유익균을 섭취하는 사람이 늘고 있습니다.

하지만 **모처럼 섭취한 유익균도 유익균의 먹이라고 할 수 있는 식이섬유가 없다면 의미가 없습니다.** 먹이가 없는 상태라면 유익균이 장에서 활동하지 못하기 때문입니다.

즉 **일단은 식이섬유를 충분히 섭취해야 합니다.** 그러면 유익균이 활성화되어 유익균이 만드는 단쇄지방산이라는 물질이 많아집니다. 이 단쇄지방산 덕분에 장의 연동운동이 활발해져 장의 점막으로 철분과 칼슘 등도 흡수됩니다.[28]

수용성 식이섬유란?

식이섬유는 굉장히 중요하기 때문에 조금 더 자세히 살펴보겠습니다. 식이섬유는 다음의 두 가지로 나눌 수 있습니다.

- 불용성 식이섬유
- 수용성 식이섬유

불용성 식이섬유는 이름처럼 녹지 않고 그 상태로 장으로 이동하는 식이섬유입니다.

수용성 식이섬유는 물에 녹으며 동시에 점질성으로 당과 지방을 흡착합니다. 그리고 **장내에서 유익균의 먹이가 되므로 그 중요성이 최근에 활발히 연구되고 있습니다.** 장내 세균에 의해 발효되기 때문에 발효성 식이섬유라고도 불립니다.

보리나 밀을 분말 형태로 만든 후 남은 밀기울(브랜)(챕터 18 참고) **등도 추천합니다.**

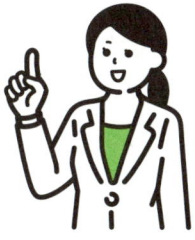

불용성 식이섬유는 곤약, 콩가루, 견과류 등에, 수용성 식이섬유는 보리, 오트밀, 과일, 해조류 등에 다량 함유되어 있습니다.

06 마가린이나 버터 대신 올리브유를 사용한다

→ 몸에 좋지 않은 기름을
  몸에 좋은 기름으로 대체한다

가능하면 피한다

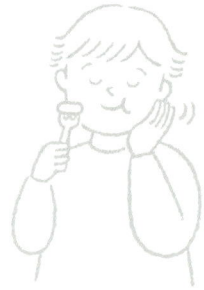

 데이터 · 사실

◆ 라드, 버터는 **몸에 좋지 않은 포화지방산**이다.

◆ 올리브유는 **몸에 좋은 불포화지방산**이다.

◆ 마가린은 혈관, 장기 건강에 해롭다.

◆ 고지방식을 계속하면 수명이 짧아진다. 어릴 때부터 적게 먹도록 한다.

 이렇게 먹는다

◆ 올리브유는 가열 조리해도 괜찮다.

◆ 튀김은 한 달에 한두 번 정도 먹는다.

◆ 버터는 풍미를 낼 정도로만 사용한다.

왜 마가린, 버터는 몸에 좋지 않을까?

상온에서 고체인 지방(버터나 라드)과 상온에서 액체인 지방유(샐러드유 등)를 합쳐서 유지(기름)라고 합니다.

유지는 다음의 두 가지로 나눌 수 있습니다.

- 건강을 해치는 포화지방산
- 염증을 억제하는 불포화지방산

포화지방산은 버터나 라드처럼 일반적으로 상온에서 고체로 존재하는 유제품, 고기의 지방 등입니다.

마가린은 제조공정 중 수소를 첨가하는 과정이 있습니다. 그 수소가 우리의 몸에 들어오면 굉장히 강한 **염증 반응**을 일으키는 '활성산소'가 되어 혈관과 장기에 손상을 입힙니다.

버터는 풍미가 굉장히 좋지만, 지나치게 섭취하면 LDL 콜레스테롤(나쁜 콜레스테롤) 수치가 높아져 동맥경화의 원인이 됩니다. 심장이나 뇌의 혈관이 막히거나 터질 위험이 높아집니다.

라드는 식재료를 바싹 튀길 수 있어 더욱 맛있게 느껴지지만, 몸에 나쁜 지방입니다.

지방산	
〈불포화지방산〉 · 상온에서 액체 · 올리브유, 참기름 등	〈포화지방산〉 · 상온에서 고체 · 버터, 라드 등

올리브유는 왜 몸에 좋을까?

식물유에는 몸에 좋은 불포화지방산이 많고, 이는 특히 양질의 올리브유에 다량 함유되어 있습니다. 기름은 가열하면 산화되는 특징이 있지만, **양질의 올리브유는 가열해도 쉽게 산화되지 않습니다.**

다만 기름은 1그램당 9킬로칼로리인 고칼로리로 1큰술(약 13그램)에 약 120킬로칼로리나 됩니다. **지나치게 섭취하면 체내에 축적**되기 때문에 주의해야 합니다.

기름진 식사로 수명이 짧아진다?

지방 함량이 높은 음식을 먹는 사람은 일찍 사망한다는 데이터가 있습니다.[29] 1980년대까지의 식탁과 비교하면 현대의 식사는 전체적으로 고지방식입니다. 그러니 프라이드치킨 등 튀김류 음식을 먹는 횟수를 줄이도록 합시다.

07 아침에 바나나, 키위를 먹는다

→ 부피가 큰 바나나, 신 키위로 장 건강을 지킨다

에너지를 공급한다

장 건강에 좋다

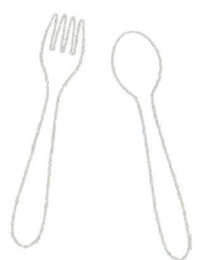

 데이터 · 사실

◆ 과일에는 과당이라는 **당이 많이 함유되어 있다.**

◆ 단 과일을 많이 먹으면 **중성지방 수치가 높아진다.**

 이렇게 먹는다

◆ 과일을 아침에 먹으면 좋은 영양소를 하루 종일 활용할 수 있다.

◆ 신 과일을 고른다.

◆ 단 과일을 먹는다면 낮에 간식으로 먹는다.

과일에는 당이 많다?

과일은 비타민, 미네랄, 식이섬유가 풍부하여 좋은 식재료지만, 과당이라는 당도 들어 있습니다.

과당을 많이 섭취하면 중성지방 수치가 높아져 지방간이 될 가능성이 높다는 연구가 있습니다.[30] 지방간이 되면 간 기능이 떨어져 결국 간암으로 발전하기도 합니다.[31] 최근에는 초등학생의 지방간도 늘어나고 있습니다. 또한 과당은 당뇨 발생의 위험도 높입니다.[32]

왜 과일은 아침에 먹으면 좋을까?

과일은 아침에 먹는 것이 가장 좋습니다. 아침에 먹으면 하루의 훌륭한 에너지원이 되기 때문입니다.

추천하는 과일은 바나나입니다. 너무 달지도 않고 어느 정도의 중량이 있는 바나나를 아침에 먹으면 장 활동이 활발해져 배변 활동이 촉진됩니다.

그리고 키위도 추천합니다. 키위에 함유된 수용성 식이섬유로 장내 환경이 개선되어 면역 조절과 항산화 작용 등 건강 유지에 필수적인 단쇄지방산인 낙산이 늘었다는 연구가 있습니다.[33]

중요한 것은 너무 달지 않은 과일을 아침에 섭취하는 것입니다. 바나나는 비교적 달지만, 실제로 한 연구에서 바나나를 섭취했더니 변비 개선, 비만 개선, 고혈압 개선 등에 효과가 있다는 연구 결과가 나왔습니다.[34,35] 자두와 항산화력이 매우 뛰어난 라즈베리, 블랙베리, 블루베리 등도 추천합니다.

08 백설탕은 첨채당이나 수수설탕으로 바꾼다

→ 조금이라도 미네랄을 섭취할 수 있는
당으로 대체한다

가능하면 피한다

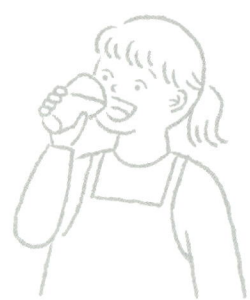

 데이터·사실

- ◆ 백설탕, 상백당은 정제되었기 때문에 **그냥 달기만 하다.**
- ◆ 첨채당이나 수수설탕은 비타민, 미네랄을 함유하며 특히 첨채당에는 **올리고당이 들어 있다.**
- ◆ 흑설탕(흑당)은 미네랄이 가장 풍부하다.
- ◆ 몸에 좋다고 여겨지는 삼온당은 색소가 들어간 정제당일 뿐이다.

 이렇게 먹는다

- ◆ 첨채당, 수수설탕은 맛이 강하지 않기 때문에 백설탕처럼 조림 등에 단맛을 낼 때 사용할 수 있다.
- ◆ 흑설탕은 요구르트에 살짝 뿌리거나 돼지고기 조림을 만들 때 사용한다.

하얀 설탕은 몸에 좋지 않다?

백설탕은 정제되었기 때문에 순수하게 단맛만 낼 수 있습니다. 비타민, 미네랄 등의 영양소는 들어 있지 않습니다.

한편 첨채당이나 수수설탕은 백설탕보다 칼로리가 약간 낮고, 소량이지만 비타민과 미네랄이 함유되어 있습니다.

특히 **첨채당은 '사탕무'라고 불리는 순무 같은 식물에서 얻은 당**으로 칼륨, 마그네슘 등의 미네랄과 식이섬유 같은 올리고당도 들어 있습니다.

흑설탕은 사탕수수에서 나온 즙을 졸여서 식힌 다음 굳힌 것으로 칼륨, 칼슘 등의 미네랄이 풍부합니다. 맛이 강하기 때문에 요거트에 살짝 뿌리거나 돼지고기 조림 등의 냄새를 제거할 때 사용하면 좋습니다.

이 외에도 메이플시럽을 작은 알갱이로 만든 메이플슈거나 함밀당도 정제당이 아니기 때문에 미네랄이 들어 있습니다. 가격이 조금 높기 때문에 특별한 디저트를 만들 때 사용하면 좋을 것 같습니다.

삼온당은 갈색이니까 건강에 좋다?

삼온당은 조림이나 간장 양념구이를 만들 때 자주 사용합니다. 색깔 때문에 백설탕보다 건강에 좋다고 생각하여 이용하는 사람도 있습니다. 그렇지만 이는 캐러멜 색소를 첨가했을 뿐, 백설탕과 마찬가지로 정제 당이기 때문에 미네랄과 올리고당 등은 들어 있지 않습니다.

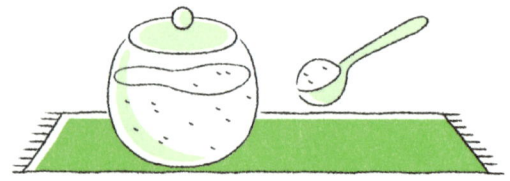

식품의 GI지수

'GI지수가 낮은 음식'이라는 말을 들어본 적 있나요?
요즘에는 초콜릿이나 과자도 GI지수가 낮은 제품이 나오고 있습니다.
GI란 'Glycemic index'의 약자로 당질이 포도당에 소화·흡수될 때
혈당이 상승하는 정도를 나타내는 수치입니다.
GI지수가 높은 음식을 먹으면 혈당이 급격하게 상승합니다.
그래서 GI지수가 낮은 음식이 주목받고 있습니다.
다음 표의 GI지수를 살펴봅시다.
농작물 등은 생육 상황에 따라 수치가 달라지기 때문에
하나의 기준으로 참고하면 좋을 것 같습니다.

100	포도당
80~89	바게트, 구운 감자
70~79	식빵(정백분), 으깬 감자, 당근, 호박
60~69	흰쌀밥, 통밀빵, 아이스크림, 자당
50~59	현미, 삶은 스파게티, 삶은 감자, 바나나
40~49	호밀빵, 오렌지, 포도, 오렌지주스
30~39	요구르트음료(가당), 사과, 배
20~29	우유(지방분 3%), 요구르트(무당)
10~19	땅콩

※'Glycemic Index'(시드니 대학교) 자료를 참고하여 작성함
※출처: 세키네 리에, 「당뇨병의 영양식사요법」,
　　　심신의학. 2019;59(4):358−362.를 바탕으로 작성함

09

잔멸치를
2큰술 먹는다

→ 칼슘과 비타민D를 동시에 섭취한다

뼈가 튼튼해진다

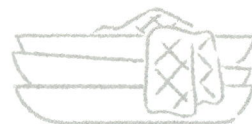

 데이터 · 사실

- ◆ 칼슘을 섭취해도 **비타민D가 부족하면 의미가 없다.**
- ◆ 잔멸치, 까나리는 칼슘과 비타민D를 **모두 함유한 효율적인 식재료다.**

 이렇게 먹는다

- ◆ 가능하다면 매일 먹으면 좋다.
- ◆ 잔멸치는 뜨거운 물에 불려 짠맛을 빼면 이유식으로도 먹을 수 있다.

왜 잔멸치를 먹으면 좋을까?

시라스는 멸치와 정어리의 치어입니다. 치리멘자코는 몇몇 정어리의 동류의 치어가 섞인 잡어(다양한 생선)를 치리멘이라는 천처럼 건조시킨 것을 말합니다. **둘 다 칼슘과 비타민D가 풍부**합니다. 그래서 매일 먹으면 좋은 식재료입니다.

이 외에 칼슘과 비타민D를 함유한 까나리와 타즈쿠리(멸치 치어의 건조품)도 추천합니다.

칼슘은 비타민 D와 같이 섭취하자

사실 **비타민D가 없으면 칼슘을 섭취해도 거의 활용할 수 없습니다.** 그래서 비타민D와 칼슘을 전부 함유한 잔멸치는 훌륭한 식재료입니다. 매일 2큰술 정도 먹는 것을 추천합니다.

부족하기 쉬운 칼슘

대부분의 일본인은 칼슘이 부족하거나 결핍되어 있습니다. 7~14세 일본인이 섭취하는 칼슘의 양은 하루에 600밀리그램입니다(국민건강·영양조사, 2019년, 중앙값).

한편, 후생노동성의 칼슘 권장섭취량은 10~11세가 하루에 732밀리그램(영양섭취기준 2021년)입니다. 섭취량이 부족하다는 사실을 알 수 있습니다. **애초에 일본의 권장섭취량은 질병에 걸리지 않는 최소한의 양인데, 그 기준조차 충족되지 않고 있는 것이죠.**

칼슘이 풍부한 식재료로 톳을 떠올리는 사람이 많겠지만, 톳을 먹는다면 일주일에 한 번 정도가 좋습니다. 많이 섭취하면 비소가 축적될 위험이 있습니다.[36,37]

10 가쓰오부시를 토핑으로 뿌린다

→ 간단하게 영양소를 더할 수 있다

생선을 싫어해도 괜찮다

뇌 발달을 촉진한다

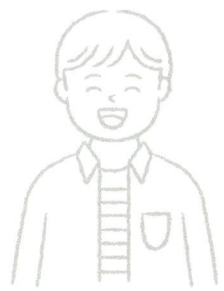

 데이터 · 사실

◆ 가쓰오부시는 **양질의 단백질, 비타민, 미네랄이 풍부하다.**
◆ **뇌 기능을 향상시키는 성분이 풍부하다.**
◆ 감칠맛을 내는 이노신산이 들어 있다.

 이렇게 먹는다

◆ 반 컵 정도의 양을 추천한다.
◆ 반찬은 물론 주식인 밥에 뿌리거나 국에 추가한다.

왜 가쓰오부시는 몸에 좋을까?

가쓰오부시(가다랑어포)는 가다랑어를 훈연하여 말린 것으로 단백질원으로도, 비타민·미네랄원으로도 뛰어난 식재료입니다. 생선을 싫어해도 얇게 저며놓은 상태라면 먹을 수 있는 아이도 많으니, 다양한 요리에 활용하면 좋겠습니다.

가쓰오부시에는 맛국물의 감칠맛을 내는 이노신산이 들어 있습니다. 요리할 때 맛국물을 제대로 만들면 소금이 적게 들어가도 맛있다고 느낍니다. 그래서 저염식에도 도움이 됩니다.

어린 시절부터 맛국물의 맛에 익숙해지는 것은 굉장히 중요합니다. 미각 발달로도 이어지고, **미각이 뇌와 직결되기 때문에 뇌 발달에도 도움이 됩니다.**[36] 여기서 말하는 뇌 발달은 뇌의 신경 발달, 그러니까 신경망이 촘촘하게 가지를 뻗어 이어지는 것으로 뇌 기능이 향상되는 것을 뜻합니다.

머리에도 좋을까?

가다랑어는 EPA(에이코사펜타엔산)가 풍부합니다. **EPA는 뇌의 신경을 보호하고 뇌 기능을 향상시키는 성분입니다.**[37] 판단력, 기억력, 정서, 기분을 좋아지게 할 뿐만 아니라 피부 건조를 예방하고 염증을 억제하며

혈관을 튼튼하게 하는 작용도 합니다.[38,39]

양은 반 컵 정도를 추천합니다. 반찬이나 국 또는 주식인 밥에 뿌려서 평소 식사로 섭취하도록 합시다.

어린 시절의 '수면 시간'이 미래를 결정한다

일본인의 수면 시간은 OECD(경제협력개발기구)에 가입한 36개국 가운데 가장 짧다는 데이터가 있습니다(2019년). 이것은 성인을 대상으로 조사한 결과지만, 어른과 아이의 수면 시간은 비례하기 때문에 일본의 아이들도 수면 시간이 짧은 경향이 있다는 사실을 알 수 있습니다.[40~42]

최근 수면의학이 크게 발전하면서 어린 시절에 수면 시간을 확보하는 것이 중요하다는 사실이 밝혀졌습니다. 충분한 수면은 고차적 뇌 기능(판단력 등), 정서, 감정 제어 등의 발달에 도움이 되며 수면 시간이 부족하면 학교 성적이 떨어지고 체중이 증가한다고 합니다.

자는 것만으로 머리가 좋아진다니 너무 쉽지 않나요? 아이의 수면 시간을 제대로 관리해 줍시다. 부모가 일찍 잠드는 것이 도움이 될 것입니다.

연령별 수면 시간 기준

4〜12개월	12〜16시간(10~18시간)
1〜2세	11〜14시간(9~16시간)
3〜5세	10〜13시간(8~14시간)
6〜12세	9〜12시간
13〜17세	8〜10시간

*연령은 참고문헌에 따랐다[42]

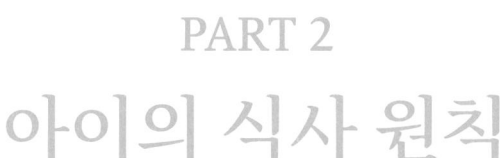

PART 2
아이의 식사 원칙

바로 시작할 수 있는
30가지 기본

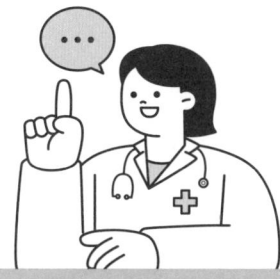

11 식사 때마다 단백질을 두 종류 먹는다

→ 동물성과 식물성을 같이 먹으면
효율적으로 단백질을 섭취할 수 있다

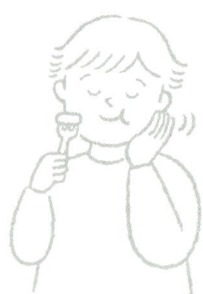

몸이 튼튼해진다

뇌 발달을 촉진한다

빈혈을 예방한다

 데이터 · 사실

◆ 두부(식물성)에 함유된 단백질은 약 7퍼센트인데 고기, 생선(동물성)에 함유된 단백질은 약 25퍼센트로 **4배의 차이가** 있다.

◆ 두부나 낫토 등 식물성 단백질만으로는 단백질 대사에 필요한 **비타민B군이 부족해지기 쉽다.**

 이렇게 먹는다

◆ 매 끼니마다 손바닥 크기만큼의 단백질 식재료를 섭취하는 것이 가장 이상적이다.

◆ 달걀, 고기, 생선과 콩제품(두부, 낫토 등)을 같이 먹는다.

◆ 단백질은 체내에 축적되지 않기 때문에 매 끼니마다 먹는다.

단백질은 어느 정도 섭취하면 이상적일까?

'단백질은 콩'이라고 생각하는 사람이 많습니다. 분명 두부나 낫토는 단백질을 보충하는 뛰어난 식재료지만, 한 끼에 먹어야 하는 단백질을 채우기에는 부족합니다.

두부에 함유된 식물성 단백질은 약 7퍼센트, 낫토에 함유된 식물성 단백질은 약 16퍼센트로 단백질의 양이 생각만큼 많지 않습니다.

한편 달걀, 고기, 생선 등은 중량의 20~30퍼센트가 동물성 단백질이라 두부 등에 비해 충분하게 단백질을 섭취할 수 있습니다.

병원 진료실에서 "단백질을 섭취합시다"라고 말하면 "단백질을 어느 정도 먹으면 좋나요?"라는 질문을 자주 받습니다. **동물성과 식물성 단백질을 합쳐서 한 끼 식사에 손바닥**(손가락까지) **크기만큼 단백질 식재료**를 섭취하는 것을 추천합니다. 단백질은 체내에 축적되지 않기 때문에 가능하다면 매끼 섭취하도록 신경 씁시다. 어른의 경우는 100그램 정도가 가장 좋습니다.

두부만 먹으면 어떻게 될까?

고기처럼 동물성 단백질이 풍부한 음식에는 비타민B군이 들어 있습니다. 비타민B군은 혈액을 생성하고 뇌 기능을 유지하는 역할을 합니다.

채식주의자인 환자도 자주 내원하는데, 전원 **비타민B군이 부족하거**

나 결핍되어 빈혈이 있습니다(비타민결핍성 빈혈). 이 상태가 악화되면 집
중력이 저하되고 기억력이 떨어져 치매 증상이 나타날 수도 있습니다.
그만큼 뇌 기능에는 비타민B군이 필수입니다.[43,44]

식물성 단백질은 비타민B군도 섭취할 수 있고 동물성 단백질도 풍부
한 고기나 생선 등과 함께 섭취하도록 합시다.

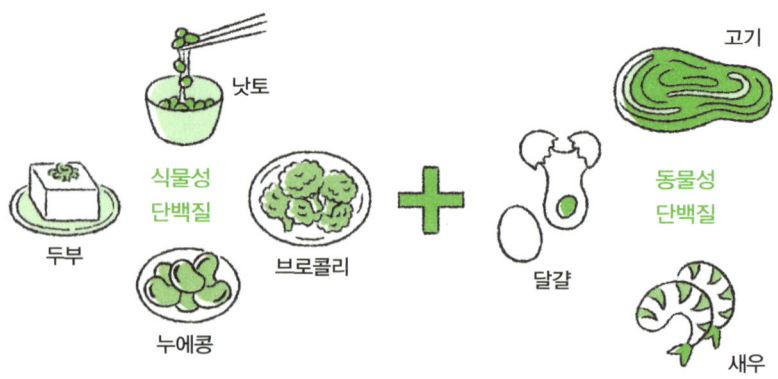

12 그릭요거트를 선택한다

→ 시간이 부족한 아침에도
간단하게 단백질을 섭취할 수 있다

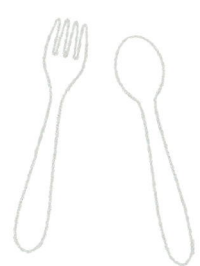

기분이 안정된다

불필요한 간식이 줄어든다

 데이터 · 사실

◆ 그릭요거트는 **무지방, 고단백 식품**이다.

◆ 일반적인 요구르트의 지방은 포화지방산이기 때문에 체내에서 염증을 일으킨다.

이렇게 먹는다

◆ 그릭요거트는 산미가 적기 때문에 무당 제품이라도 아이가 먹기 쉽다.

◆ 아침에 먹는 것을 추천한다.

◆ 프로틴 시리얼 등과 섞어 먹으면 더 고단백 음식이 된다.

◆ 초등학생이라면 약 110그램이 권장섭취량이다.

그릭요거트는 아침으로 안성맞춤

아침에는 모두가 바쁘게 움직입니다. 요리할 시간이 좀처럼 나지 않죠. 그래서 시간을 들이지 않고 **바로 먹을 수 있는 고단백 그릭요거트는 굉장히 유용합니다.** 아침에 단백질을 충분히 섭취하는 것은 몸과 마음에 아주 중요합니다. **하루의 생산성 향상에 도움이 되고 다른 사람과 부딪히는 일도 줄어듭니다.**

그리고 '배고픔 호르몬'의 분비도 억제합니다. 이 호르몬은 공복을 느꼈을 때 분비되는 '그렐린'이라는 호르몬으로 혈액 중에 분비된 그렐린이 뇌를 자극하여 배가 고프다고 느끼게 됩니다. **아침에 단백질을 충분히 섭취하면 '포만감 호르몬(렙틴)'이 더 많이 분비되기 때문에**[45] 불필요한 간식을 줄일 수 있습니다. 초등학생이라면 110그램 정도의 그릭요거트를 추천합니다.

유제품을 선택할 때는
'무지방' 또는 '저지방'이 포인트

유제품의 지방은 포화지방산으로 체내에서 염증을 일으키기 때문에 가능하면 섭취하지 않는 것이 좋습니다(챕터 06 참조). 그래서 요구르트는 무지방, 우유는 저지방 제품을 추천합니다.

염증이 생기면 붓거나 아픕니다. 이것은 몸을 지키기 위한 반응입니다. 하지만 자각 증상이 없는 상태로 체내에 '염증 물질'이 축적되어 '염증 반응'이 일어나 세포가 상처를 입기도 합니다. 이런 일은 뇌에서도 일어납니다.

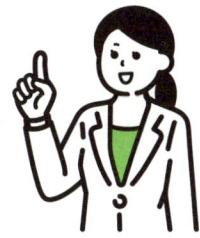

13 단백질을 보충하고 싶을 때는 프로틴 파우더

→ 단백질을 간단하게 보충할 수 있다

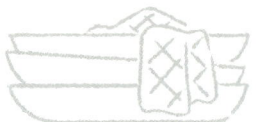

기분이 안정된다

피부와 머리카락이 건강해진다

튼튼한 몸을 만든다

 데이터 · 사실

- ◆ 프로틴 파우더는 단백질을 효율적으로 섭취하기 위해 가공된 **영양보충식 품으로 분말 형태로 되어 있다.**
- ◆ 아이들도 안심하고 먹을 수 있는 안전한 **무첨가 프로틴 파우더를 고른다.**
- ◆ 냉두부 가루, 콩비지 가루도 고단백이다.

 이렇게 먹는다

- ◆ 시리얼, 팬케이크, 오코노미야키 등 다양한 메뉴에 섞어서 요리한다.

프로틴 파우더는 아이에게도 좋을까?

프로틴 파우더는 근력 운동을 하는 사람이 먹는다는 이미지가 있습니다. 그렇지만 일상에서 섭취하는 것은 물론 아이가 먹어도 괜찮습니다. 단백질을 효율적으로 섭취할 수 있기 때문입니다.

하지만 프로틴 파우더에는 첨가물이 많이 들어 있습니다. 그래서 구입 전 **아이가 안심하고 안전하게 먹을 수 있는 무첨가인지, 알레르겐**(알레르기 유발 물질) **프리인지 반드시 확인해야 합니다.** 어른용이라도 상관없습니다.

저는 안심할 수 있고 안전하며 고단백인 식품이 있었으면 좋겠다는 마음으로 직접 무첨가, 알레르겐 프리, 단백질 함량 82퍼센트의 프로틴 파우더를 만들었습니다. 미소된장국에 1큰술 정도만 넣어서 먹으면 되기 때문에 굉장히 간편합니다.

냉두부 가루와 콩비지 가루도 고단백

프로틴 파우더 이외에도 최근에는 냉두부를 분말 형태로 만든 냉두부 가루와 콩비지를 분말 형태로 만든 콩비지 가루가 판매되고 있습니다. **냉두부나 콩비지는 콩 제품이면서 중량당 단백질 함량이 많기 때문에** 잘 활용하면 좋습니다.

냉두부 가루는 '난소화성 단백질'로 장에서 활동합니다. 즉 단백질이

면서 소화되지 않은 채로 장에 도달하는 식이섬유 같은 기능도 가진 뛰어난 식품입니다.

14 아연을 의식적으로 보충한다

→ 잘 흡수되지 않는 미네랄은 의식적으로 섭취한다

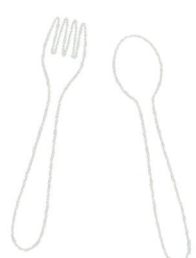

면역력이 높아진다

피부와 머리카락이 건강해진다

튼튼한 몸을 만든다

 데이터 · 사실

◆ 아연은 식품으로 섭취가 어려워 **부족, 결핍 현상이 자주 보인다.**

◆ 아연 결핍은 피부염, 구내염, 탈모를 유발한다.

◆ 아연 결핍으로 면역력이 저하되면 **감염에 취약해진다.** 또 성장장애도 생기기 쉽다.

◆ 아연 부족은 우울, 불안과 같은 감정과도 관련이 있다.

 이렇게 먹는다

◆ 아연이 가장 풍부한 것이 바로 굴이다. 좋아하는 방법으로 요리한다.

◆ 정어리, 장어, 해조류, 풋콩, 참깨도 아연이 풍부하기 때문에 메뉴에 추가한다.

아이 10명 중 한두 명이 심각하게 결핍된 상태?

한 연구에 따르면 약 13퍼센트의 아이에게 아연 결핍이 나타났다고 합니다. **10명 중 한두 명이 심각한 아연 결핍**이라는 뜻입니다.[46,47]

아이뿐만 아니라 일본인은 평균적으로 아연이 부족합니다.[48] **철분, 아연 등의 미네랄은 식품으로 섭취하기가 어려운 경우가 많아** 식사만으로는 몇 달 또는 몇 년이 걸려도 개선되지 않을 수 있습니다. 혈액검사에서 아연이 결핍되었다는 사실을 알았다면 **아연을 보충하는 약이나 영양제를 먹는 것도 하나의 방법입니다.**

아연이 부족하면 어떻게 될까?

아연이 부족하면 피부염, 구내염, 탈모 등이 생기기 쉽습니다. 탈모는 코로나19의 후유증으로 나타나기도 합니다. 저희 병원 혈액검사 데이터에 따르면 아연이 결핍된 사람일수록 탈모 후유증이 더 많았습니다. 아연을 충분히 보충하라고 처방했더니 나아졌습니다.

코로나19와 상관없이 탈모에 대한 고민으로 내원하는 환자도 아연이 결핍된 경우가 대부분입니다. 이 경우도 아연을 보충하면 천천히 털이 자라기 시작합니다.

그리고 아연 결핍과 우울이나 불안이 관련이 있다는 데이터도 다수 존재합니다. 아연이 결핍된 사람이 코로나19에 더 많이 감염되었다는 연구논문도 있습니다.[49] 나아가 아연은 뼈 성장과도 관련 있기 때문에 부족하면 성장에 영향을 끼칩니다.

이처럼 여러 가지 문제를 일으키는 아연 부족 및 결핍은 혈액검사로 바로 알 수 있기 때문에 기회가 될 때 검사해 보는 것이 좋습니다.

아연이 풍부한 굴

앞서 이야기한 것처럼 식품으로 아연 부족을 개선하려면 시간이 걸립니다. 심각한 아연 결핍이 되기 전에 식품으로도 아연을 적극적으로 섭취합시다.

아연이 풍부한 식품으로는 굴이 있습니다. 가족의 기호에 맞게 요리하여 식탁에 올려봅시다.

굴 이외에 장어, 정어리, 해조류, 풋콩, 참깨도 아연이 풍부합니다. 메뉴에 추가하는 것을 추천합니다.

함께 먹으면 좋은 음식

아연은 녹차나 커피,
곡물이나 콩과 같이 먹으면 흡수율이 떨어집니다.
다만 이런 것을 지나치게 신경 써도 식사가 힘들어지겠죠.
혈액검사를 통해 아연이 부족하거나 결핍되어 있는지 알아보고
부족하다는 사실을 알았다면
음식 궁합을 고려해서 보충하는 것도 하나의 방법입니다.
아연이 들어 있는 식재료를 충분히 섭취하면 결핍이 예방됩니다.
PART 1에서 소개한 '빻은 참깨를 매일 1큰술 먹는다'처럼
가볍게 시도할 수 있는 것부터 시작해 보는 것도 좋겠죠.

15 생선을 먹는다면 등푸른생선을 선택한다

→ 오메가3를 충분히 섭취할 수 있다

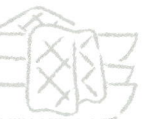

| 기분이 안정된다 | 피부가 건강해진다 |
| 집중력이 향상된다 | 뇌 발달을 촉진한다 |

 데이터 · 사실

- ◆ 생선에 풍부한 **DHA, EPA가 굉장히 중요하다.**
- ◆ 2006년 이후에 **일본인의 어패류 소비는 육류에 역전되어** 줄어들고 있다.
- ◆ ADHD인 아이는 DHA, EPA가 부족한 경향이 있다.

 이렇게 먹는다

- ◆ 신선한 생선이 가장 좋다. 건어물로 섭취하면 염분이 많아진다.
- ◆ 생선 통조림은 일주일에 한 번 미만으로 먹는다.
- ◆ 가쓰오부시나 잔멸치를 매일 밥이나 반찬에 뿌리거나 섞어서 먹는다.
- ◆ 멸치아몬드나 구운 정어리 등을 간식으로 먹는다.

왜 등푸른생선이 좋을까?

겉이 붉은 생선에 비해 등푸른생선(정어리, 전갱이, 고등어, 꽁치, 참치 등)에는 DHA(도코사헥사엔산), EPA(에이코사펜타엔산)가 풍부합니다.

등푸른생선에 함유된 기름(지방산)은 다가불포화지방산이라는 몸에 좋은 기름입니다. DHA와 EPA는 이 다가불포화지방산 중 오메가3로 분류됩니다.

다가불포화지방산은 필수지방산으로 외부에서 섭취해야 합니다. 섭취하지 않으면 건강을 유지할 수 없습니다. 몸의 염증을 억제하고 동맥경화를 예방합니다.

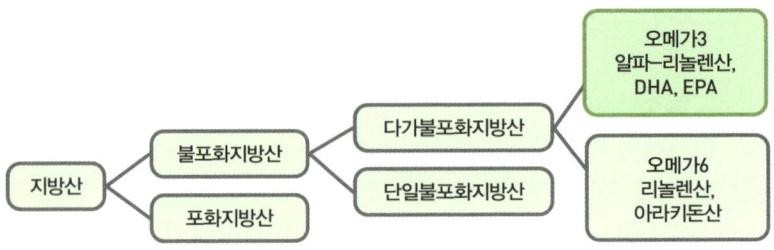

DHA, EPA는 뇌의 신경을 보호하기 때문에 이 수치가 낮으면 다음과 같은 증상이 나타난다는 연구 결과가 있습니다.[50]

- 불안감이 커진다
- 집중력이 떨어져 차분히 있지 못한다

그리고 영유아기에 생선을 많이 먹은 아이가 아이큐가 높다는 연구도 있습니다.[51] 이외에도 피부 보습, 염증 억제와 같은 작용을 합니다.[52] 적극적으로 먹어주면 좋은 식재료입니다.

DHA, EPA를 섭취하려면?

DHA, EPA는 고기에도 소량 함유되어 있지만, 역시 추천하는 것은 생선입니다. 생선의 DHA 함량은 다음과 같습니다.

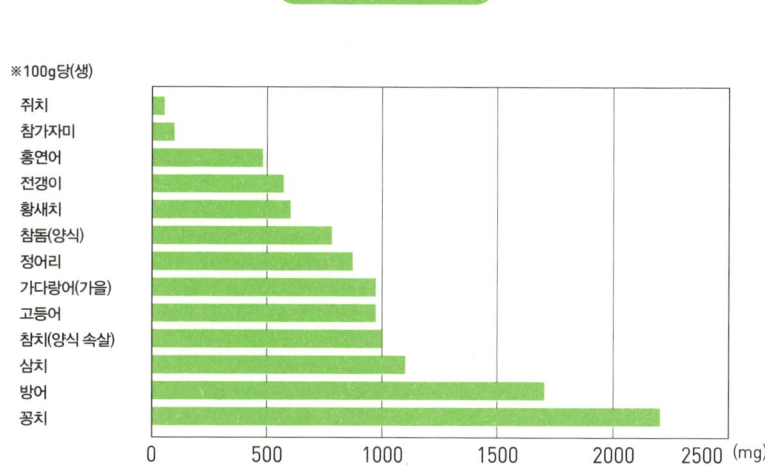

DHA 함량 비교

※100g당(생)

쥐치
참가자미
홍연어
전갱이
황새치
참돔(양식)
정어리
가다랑어(가을)
고등어
참치(양식 속살)
삼치
방어
꽁치

0   500   1000   1500   2000   2500 (mg)

※출처: 여자영양대학 출판부, 「제8개정 식품성분표」

한 연구에 따르면 생선에 함유된 DHA, EPA의 비율은 조리법에 따라 다음과 같이 변화합니다.[53]

- 그릴에 구운 경우, 가열 조리 후에 약 85퍼센트 감소
- 튀긴 경우, 가열 조리 후에 약 55퍼센트 감소

DHA, EPA는 기름이기 때문에 온도가 높고 시간이 지날수록 산화되어 몸에 나쁜 물질이 됩니다. 되도록 신선한 생선을 조리하자마자 바로 먹는 것이 좋습니다.

생선을 회로 먹으면 물론 몸에 좋습니다. 다만, 회만으로는 100그램을 먹기 어렵습니다. 이 경우에는 다른 반찬으로도 단백질을 섭취합니다.

회를 찍어 먹는 간장은 지나치게 먹지 않도록 주의합니다. 스프레이 형태의 간장 용기를 쓰면 염분 섭취량을 줄일 수 있으므로 한번 고려해 보세요.

ADHD와 오메가3의 관계는?

ADHD(주의력결핍 과잉행동장애)인 아이의 혈액을 검사해 보면 오메가3의 수치가 낮은 경우가 많습니다. 액체나 캡슐 등의 형태로 오메가3를 보충하면 증상이 완화되었다는 연구가 다수 존재합니다. 이 경우는 부작용이 없는 것이 좋겠죠.[54,55]

영국과 대만의 공동연구에서는 ADHD라고 진단받은 아이 약 100명을 A와 B의 그룹으로 나눠서 3개월 동안 다음과 같이 섭취하도록 했습니다.

- A그룹은 매일 1.2그램의 EPA 오일
- B그룹은 EPA가 아닌 안전한 오일(겉으로 봐서는 구별하기 어려움)

그 결과, A그룹에서 ADHD의 특징이 통계학적으로 유의미하게 개선되었다고 보고되었습니다.

다만 ADHD도 다른 장애나 질병처럼 가벼운 증상부터 무거운 증상까지 다양하기 때문에, 모든 사람이 같은 결과를 얻을 수 있는 것은 아니라는 점은 알아두길 바랍니다.

16

아마인유,
들기름을 1작은술 먹는다

→ 생선을 싫어하는 아이에게도 추천한다

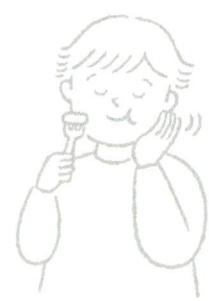

생선을 싫어해도 괜찮다

 데이터·사실

◆ 아마인유, 들기름에는 **식물성 오메가3 지방산이 풍부하다.**

◆ **심장, 혈관, 신경이 건강해지는 효과를 기대할 수 있다.**

◆ 몸에 좋은 기름이지만, 칼로리가 높다.

 이렇게 먹는다

◆ 하루에 1작은술이 기준이다. 지나치게 섭취하지 않도록 주의한다.

◆ 가열하지 않고 그대로 먹는다.

◆ 국이나 무침 등에 추가하거나 샐러드에 뿌려서 먹는다.

아마인유, 들기름은 왜 몸에 좋을까?

오메가3 오일에는 몸의 염증(챕터 06 참조)**을 억제하는 성분**이 들어 있습니다. 이 성분은 아마인유, 들기름에 다량 함유되어 있습니다.

오메가3라고 하면 DHA, EPA를 떠올리는 사람도 있지만, 아마인유와 들기름에 함유된 오메가3는 DHA, EPA가 아닙니다. 챕터 15에서도 설명했듯이 DHA, EPA는 생선에서 추출한 오메가3 오일입니다.

생선 특유의 냄새 때문에 DHA, EPA 영양제도 먹기 힘들어하는 아이에게는 아마인유나 들기름을 먹이면 좋습니다.

어느 정도의 양이 이상적일까?

몸에 좋다고는 하지만 기름이기 때문에 1그램당 9킬로칼로리나 됩니다. 1작은술(약 5그램)이면 45킬로칼로리 정도 되기 때문에 과다 섭취에 주의합니다. **적정량은 하루에 1작은술 정도입니다.**

가열하면 바로 산화되어 몸에 해롭기 때문에 **가열하지 않고 그대로 먹습니다.**

취향대로 선택하자

아마인유는 아마라는 식물의 종자,
들기름은 들깨라는 꿀풀과 식물의 종자에서 추출한 기름입니다.
둘 다 '알파-리놀렌산'이라는,
우리 체내에서는 만들 수 없는 '필수지방산'이 풍부합니다.
아마인유보다 들기름에 알파-리놀렌산이
아주 조금 더 함유되어 있습니다.
큰 차이는 없으니 자신의 취향에 따라 선택하면 됩니다.

17

맛국물은
분말도 괜찮다

→ 미각이 발달하고 단백질도 섭취할 수 있다

 뇌 발달을 촉진한다

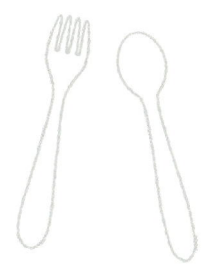

 데이터 · 사실

◆ 맛국물에는 아미노산 등 다양한 성분이 들어 있어 **미각과 후각 발달에 좋다.**

◆ 맛국물을 잘 활용하면 염분 섭취를 줄일 수 있다(20퍼센트를 줄여도 맛있게 먹을 수 있다).

이렇게 먹는다

◆ 분말형 맛국물을 사용하면 요리가 쉬워진다. 국 이외에도 사용하기 편리하다.

◆ 국물내기 다시팩을 사용해도 괜찮다.

맛국물은 왜 몸에 좋을까?

맛국물에는 감칠맛 성분인 아미노산이 풍부하게 들어 있습니다.
3대 감칠맛 성분은 다음과 같습니다.

- 글루탐산(다시마 육수에 풍부하다)
- 이노신산(가쓰오 육수에 풍부하다)
- 구아닐산(버섯에 풍부하다)

잘 조합해서 사용하면 감칠맛 성분이 배가 됩니다.

또한 맛국물 재료에는 멸치, 날치, 가리비 등 다양한 종류가 있어, 다방면으로 활용하면 **아이가 경험하는 맛이 한층 더 풍부해집니다.** 당연히 팩이나 분말 형태도 괜찮습니다.

PART 1의 챕터 10에서도 설명했듯이 미각은 뇌와 직결되기 때문에 **다양한 맛을 경험하면 뇌 신경에 자극이 됩니다.** 신경이 자극을 받으면 신경세포가 늘어나 서로 촘촘하게 연결되어, 뇌 발달에 좋은 영향을 줍니다.[36]

맛국물을 사용하면 저염식이 된다?

감칠맛은 기본적인 5가지 맛 중 하나입니다. 감칠맛과 함께 단맛, 쓴맛, 신맛, 짠맛이 인간이 느끼는 5가지 기본 맛입니다.

국물이 잘 우러나면 감칠맛이 살기 때문에 염분이 적게 들어가도 맛있게 느껴집니다. 한 가지만 넣지 말고 가다랑어와 다시마, 멸치와 조개 등 다양한 조합으로 국물을 내봅시다. 감칠맛이 더 풍부해지면서 맛있는 저염식 식사를 할 수 있습니다.

다양한 활용으로 풍미를 더하자

저는 된장국과 조림 이외에도 분말형 맛국물을 굉장히 다양하게 사용하고 있습니다. 채소, 고기, 해산물이 듬뿍 들어간 오코노미야키를 만들 때도 분말형 맛국물을 대량으로 사용하고, 파스타에도 사용합니다. 닭고기를 다시마 맛국물에 담갔다가 구우면 소금을 더 넣지 않아도 맛있게 먹을 수 있는 닭고기 요리가 됩니다. 또 맛국물 분말을 양배추 등의 채소에 뿌려서 섞어만 줘도 맛있는 요리가 됩니다.

이외에도 달걀말이에 넣거나 쌀에 섞어서 밥을 하는 등 다양한 활용법이 있습니다.

18

시리얼은 보리, 밀기울, 오트밀 중 선택한다

→ 식이섬유로 장 건강을 지킨다

장이 건강해진다

뇌 활동과 관련이 있다

면역력이 좋아진다

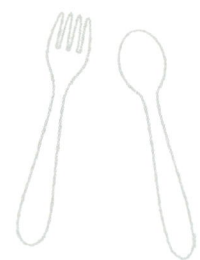

데이터 · 사실

- ◆ 보리, 밀기울, 오트밀은 **식이섬유가 풍부하다.**
- ◆ 일본인은 대부분의 세대, 연령에서 **식이섬유가 부족하다.**
- ◆ 식이섬유는 **면역, 뇌에 중요한 역할을 한다.**

이렇게 먹는다

- ◆ 아침으로 많이 먹는 시리얼로 섭취한다.
- ◆ 각각의 시리얼에 오트밀우유, 아몬드우유를 부어서 먹는다.

어른도, 아이도 식이섬유가 부족하다

2019년의 일본인의 식이섬유 섭취량은 하루 17.5그램(중앙값)입니다. **7~14세는 16.7그램(중앙값)입니다**(전부 국민건강·영양조사). **굉장히 낮은 수치입니다.**

　1951년의 섭취량이 23그램(성인)이었던 것을 보면 점점 낮아지는 경향임을 알 수 있습니다.

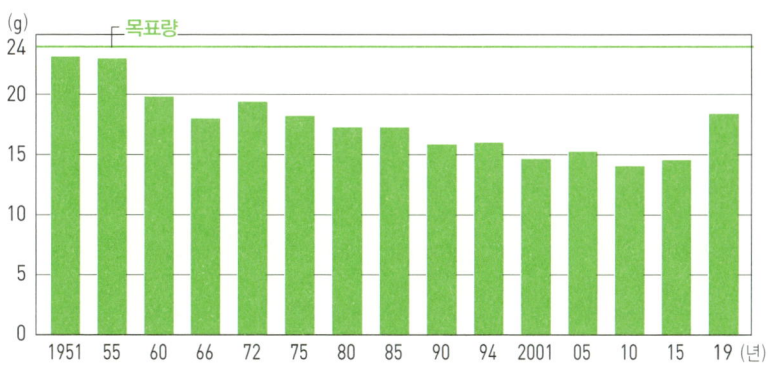

식이섬유의 섭취량 추이

※출처: 일본식이섬유연구회지 Vol.1 No.1 1997, 국립건강·영양연구소, 「영양소 등 섭취량, 식이섬유 섭취량의 평균값·표준편차의 연도별 추이」(성별·연령별)

　2020년에 나온 일본인의 식사 섭취 기준을 보면 성인은 하루 24그램 이상의 식이섬유 섭취가 바람직하다고 되어 있습니다. 하지만 현시점에서는 앞에서 설명한 것처럼 17~18그램밖에 섭취하지 않습니다. 지

나치게 높은 목표를 내걸어도 실현 가능성이 낮기 때문에 현재 목표량
은 다음과 같습니다.

- 10~11세는 13그램 이상
- 성인은 여성 18그램 이상, 남성 21그램 이상

평소 먹는 시리얼에 변화를 주자

이제 식이섬유가 부족하다는 사실은 알았습니다. 그런데 '그러면 어떻
게 해야 해?'라는 생각이 들죠?

아침으로 많이 먹는 시리얼을 보리, 밀기울, 오트밀 중 하나로 바꾸
거나 평소 먹는 시리얼에 추가하는 것만으로도 효과를 기대할 수 있습
니다.

보리 시리얼은 이름 그대로 보리를 주원료로 하는 시리얼입니다.

밀기울(브랜)이란 밀의 껍질 부분을 말합니다. 식이섬유는 물론 일부
비타민, 미네랄도 함유하고 있습니다.

오트밀은 귀리를 탈곡하여 조리하기 쉽게 가공한 것입니다. 이런 시
리얼을 먹을 때는 오트밀우유나 아몬드우유를 부어서 먹는 방법을 추
천합니다. 영양가가 더 높아지겠죠?

PART 1의 챕터 05에서도 언급했지만, 식이섬유는 두 종류로 나눌 수

있습니다.

- 불용성 식이섬유
- 수용성 식이섬유

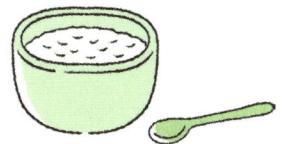

장내 세균에는 우리의 심신과 뇌의 건강에 유익한 유익균과 유해한 유해균, 그리고 때에 따라 태도를 바꾸는 기회균이 있습니다(최근에는 유익균과 유해균의 경계가 애매해졌습니다). 유익균을 늘리려면 수용성 식이섬유가 필요하기 때문에, 특히 식이섬유가 풍부한 보리와 오트밀이 좋습니다.

면역의 70퍼센트는 장에서 담당한다

식이섬유는 변비를 예방한다는 이미지가 크지만, 그 역할만 하는 것은 아닙니다. 식이섬유는 면역 체계와 관련해서도 중요한 역할을 하기 때문에 **어린 시절부터 섭취하는 습관을 기른다면 평생 건강으로 이어집니다.**

우리의 장 안에는 장내 세균이 약 1,000종류, 100조 개 존재합니다. 이것은 인간의 세포 수인 60조 개보다도 많습니다.

장내 세균 가운데 유익균이 인간이 건강해지는 활동을 하기 위해서는 식이섬유가 꼭 필요합니다. **식이섬유는 말하자면 유익균의 먹이입**

니다.

식이섬유가 충분하다면 유익균이 왕성하게 활동하여 **우리의 장에 있는 면역 세포가 활성화됩니다.** 참고로 면역력의 약 70퍼센트가 장에서 만들어집니다.

다만, 유익균이 반드시 항상 좋은 것이라고는 할 수 없고, 유해균도 꼭 나쁘다고만은 할 수 없다는 사실이 최근 연구에서 밝혀졌습니다. 이렇듯 장의 세계는 굉장히 심오합니다.

식이섬유는 뇌에 굉장히 중요하다

신경과 혈액을 통해 장내 세균의 대사물(만드는 것, 분비되는 것)이
뇌로 운반되고, 그것이 뇌의 활동을 좌우합니다.
장내 환경이 악화되면 정서나 기분이 엉망이 되는 것도 이 때문입니다.
이것을 '장뇌 상관관계'라고 부릅니다.

19 시판용 채소가루는 굉장히 요긴하다

→ 채소를 싫어하는 아이의 식사에도 도움이 된다

채소를 싫어해도 괜찮다

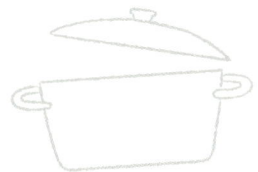

 데이터·사실

◆ 채소가루를 이용하면 채소에 들어 있는 **비타민, 미네랄, 식이섬유를 그대로 섭취할 수 있다.**

◆ 채소를 싫어하는 아이도 **저항 없이 먹는다.**

 이렇게 먹는다

◆ 유기농 채소를 사용한 가루를 선택한다.

◆ 가열했기 때문에 이유식에 그대로 사용할 수 있다.

◆ 국, 간식, 과자에도 섞을 수 있다.

채소를 싫어하는 아이에게는 채소가루를

아이가 채소를 싫어해서 고민인 분도 많을 것입니다. 그럴 때 채소가루를 한번 시도해 보면 좋습니다. **시금치, 소송채, 당근처럼 아이들이 싫어하는 채소를 가루로 만든 것**을 조금씩 요리에 섞으면 신경 쓰지 않고 먹습니다.

요리에 시간이 걸리는 우엉 가루도 있습니다. 이 우엉 가루를 섭취했을 때 유익균이 늘어났다는 연구도 있습니다.[56]

아이들을 대상으로 채소가루의 임상연구가 이루어지지는 않았기 때문에 단언할 수는 없지만, 하루에 3~4그램(가득 담은 1작은술) 정도 먹으면 효과를 기대할 수 있을 것입니다.

유기농 채소의 영양소를 남김없이 섭취할 수 있다

채소가루는 무엇보다 세척이나 가열 조리가 불필요하고 채소의 영양소를 그대로 섭취할 수 있다는 것이 가장 큰 매력입니다. 가능하면 **무농약, 유기농 채소로 만든 가루를 구입합니다.**

채소가루는 증기 가열하여 분말 형태로 만든 제품입니다. 생채소라면 버리게 되는 껍질 부분도 전부 섭취하게 되니까 무농약 채소를 선택하면 안심할 수 있습니다.

이렇게 말해도 평소에 활용하지 않으면 어떻게 하면 좋을지 망설이게 되죠. 활용법의 핵심은 '섞다'와 '뿌리다'의 두 가지입니다. 이 활용법을 소개할 테니 참고하시길 바랍니다.

채소가루 활용법

- 햄버그스테이크의 고기 반죽에 섞는다
- 카레, 스튜, 된장국 등 국물을 만들 때 섞는다
- 시리얼에 섞는다
- 팬케이크나 쿠키 등의 반죽에 섞는다
- 인스턴트 식품에 섞는다
- 아이스크림에 뿌린다
- 이유식에도 사용한다

스튜 등에 채소가루를 넣을 때는 열 때문에 성분이 변하지 않도록 요리가 끝난 후에 불을 끄고 그릇에 담기 직전에 섞는 것을 추천합니다. 50~60도 정도라면 영양가는 크게 줄어들지 않을 것입니다.

색이 진한 가루(시금치, 자색고구마 등)는 팬케이크나 쿠키에 넣으면 요리를 컬러풀하게 만들 수 있습니다. 넣는 양에 따라 색이 진해지거나 연해지는 변화를 즐길 수 있습니다.

20

버섯과 해조류는
매일 먹으면 좋다

→ 식이섬유를 섭취할 수 있다.

장이 건강해진다

피부가 건강해진다

면역력이 좋아진다

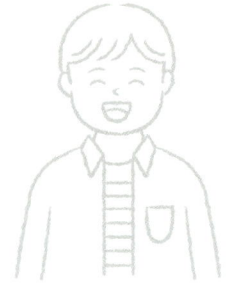

 데이터 · 사실

◆ 버섯과 해조류는 **식이섬유가 풍부하다.**

◆ 버섯의 **베타글루칸은 면역 시스템을 강화한다.**

 이렇게 먹는다

◆ 미소된장국에 넣으면 간단히 섭취할 수 있다.

◆ 종합적인 영양가를 보면 표고버섯을 추천한다.

◆ 해조류는 초무침이나 샐러드로 먹으면 좋다.

왜 버섯과 해조류는 몸에 좋을까?

버섯의 세포벽에는 베타글루칸이라는 식이섬유가 풍부합니다. 이 **베타글루칸이 면역력을 강화한다**는 사실이 연구에서 밝혀졌습니다.[57]

해조류도 식이섬유가 풍부합니다. 미소된장국과 초무침을 만들 때 항상 넣어서 먹도록 합시다. 챕터 05와 18에서도 소개했지만, 식이섬유는 면역, 장, 피부, 뇌 등에 좋은 중요한 영양소입니다.

조금 더 보충하자면, 해조류에는 요오드가 함유되어 있습니다. 요오드는 갑상선 호르몬의 재료입니다. 많은 나라에서 요오드 부족이 문제가 되고 있지만, 한국과 일본에서는 일상적으로 식품을 통해 요오드를 섭취하고 있습니다. 다만 이것이 좋은 것만은 아닙니다. 요오드를 많이 섭취하면 갑상선 기능에 영향을 미치기도 하기 때문입니다. 특히, 다시마와 파래에는 요오드가 많습니다. 무엇이든 균형이 중요합니다. 갑상선 치료 중인 분은 의사의 지시에 따라주세요.

피부와 장은 관련이 깊다

피부와 장이 밀접한 관련이 있다는 사실은 연구를 통해 밝혀졌습니다.
장 상태가 좋지 않으면 피부에 영향을 미치고,
피부 상태가 나빠지면 장 상태가 악화됩니다.[58]
전 세계 각지의 연구자들이 장과 피부에 대해 연구하고 있으며,
일본에서는 게이오기주쿠 대학교의 교수들이 건선이라는
피부질환과 장 질환에 관한 획기적인 연구 결과를 발표했습니다.[59]
유익균과 식이섬유를 섭취하여 장 관리를 하는 것이
피부에도 좋은 영향을 줍니다.

21
절임은
적극적으로 섭취한다
→ 장이 건강해진다

장이 건강해진다

피부가 건강해진다

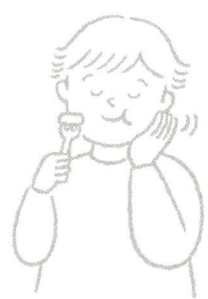

 데이터 · 사실

◆ 절임에는 염분이 많아 몸에 좋지 않다는 이미지가 있지만, **매력적인 성분이 풍부하다.**

◆ 절임은 유익균과 식이섬유가 풍부하여 **장 건강에 좋은 음식이다.**

 이렇게 먹는다

◆ 일본식 채소절임, 김치를 추천한다.

◆ 염분을 줄인 저염식을 고른다.

◆ 밥과 함께 그대로 먹는 것도 좋고, 샐러드나 찌개 요리의 재료로 써도 된다.

절임의 염분은 괜찮을까?

'아이에게 주기에는 염분이 걱정인데…'라고 생각하는 사람도 있습니다. 염분은 체내에서 염증을 일으키기 때문에[60] 저염 절임을 고르면 좋습니다. 직접 만들 때도 소금을 많이 넣지 않도록 주의합시다. **저염의 기준은 식재료 전체 무게의 약 6퍼센트 정도입니다.**

왜 절임이 좋을까?

- 유익균=프로바이오틱스
- 유익균의 먹이=프리바이오틱스
- 유익균과 먹이가 전부 들어간 것=신바이오틱스

전문적으로는 이렇게 말합니다.

'신(syn)'은 '같이' 또는 '동시에'라는 의미입니다. 유익균과 식이섬유가 모두 들어 있는 **일본식 채소절임인 누카즈케**(쌀겨를 이용한 채소절임—옮긴이)**와 스구키즈케**(순무를 이용한 채소절임—옮긴이), **김치는 신바이오틱스입니다. 낫토도 신바이오틱스의 기능을 합니다.**

반복해서 말하지만, 프로바이오틱스(유익균)와 그 먹이인 수용성 식이섬유는 함께 섭취하지 않으면 효과를 발휘하지 못합니다. 그렇기 때문에 양쪽의 기능을 모두 갖춘 절임은 굉장히 좋은 식품입니다. 적극적으로 섭취하여 장내 환경을 개선하고 피부 건강도 챙깁시다.

순무의 일종인 스구키를 소금에 절인 '스구키즈케'는 교토의 전통적인 절임으로 의학박사 기시다 쓰나타로가 발견한 유산균 '라브레균'이 함유되어 있습니다. '교토의 남성이 일본에서도 특히 더 장수하는 것은 교토의 절임 때문이 아닌가?'에 대한 역학조사도 이루어졌습니다.[61]

다음 그래프는 순무를 얇게 썰어 절인 센마이즈케를 만들기 시작한 이후의 일수와 유산균의 양을 나타낸 것입니다.

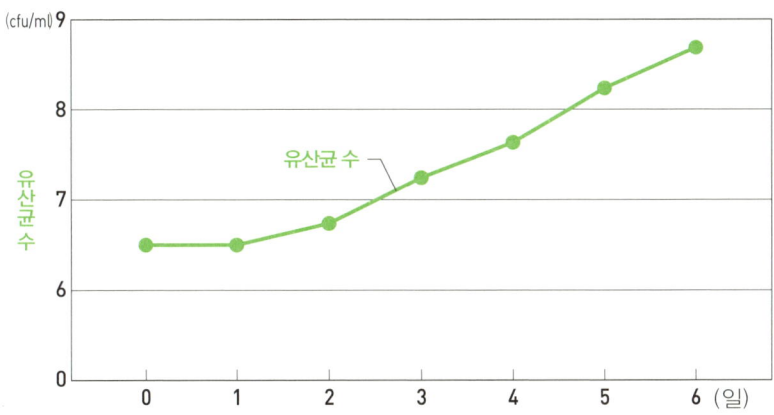

센마이즈케의 유산균 수

※자료: 우에노 요시에 등 「생물공학회지」 85. 109~114(2007년)
※출처: 미야오 시게오, 「절임의 건강기능성」, 채소정보 2020년 6월호(독립행정법인 농축산업진흥기구)를 참고하여 작성

원재료의 '명반'을 주의하자

시중에 판매되는 절임 제품을 보면 명반을 사용한 경우가 있습니다. **명반은 식품의 발색을 좋게 만드는 첨가물**로 알루미늄 성분이 들어 있습니다.

알루미늄은 신경의 발달에 영향을 끼치기 때문에 특히 아이들이 먹는 음식에 많이 사용하는 것은 추천하지 않습니다.[62]

명반은 베이킹파우더, 입욕제, 데오드란트에도 사용됩니다. 성분 표시를 확인하고 가급적 알루미늄 프리 제품으로 선택합니다.

22

미소된장국은
매일 두 그릇씩 먹어도 괜찮다
→ 미소된장국에는 다양한 효과가 있다

장이 건강해진다

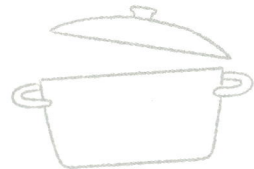

 데이터 · 사실

◆ 미소(일본식 된장)는 **유익균이 함유된 뛰어난 식품이다.**

◆ 미소는 **자율신경을 조절하는 효과가 있다.**

◆ 미소를 먹으면 오히려 **혈압이 내려간다.**

◆ 미소된장국이 과다한 염분 섭취로 이어진다고 여겨졌지만, 최근 그렇지 않다는 사실이 밝혀졌다.

 이렇게 먹는다

◆ 매일 미소된장국을 두 그릇 먹는 것을 추천한다.

◆ 미소를 딥소스로 활용한다.

왜 미소가 몸에 좋을까?

유익균이 풍부한 미소는 매일 먹는 것을 추천합니다.

미소된장국 재료로 채소를 넣어주면 더 좋습니다. 유익균과 식이섬유를 같이 섭취할 수 있기 때문에 장 건강에 좋습니다.

그리고 미소를 딥소스(생채소 등을 찍어서 먹는 페이스트 형태의 소스)로 활용하는 방법도 추천합니다. 미소된장국보다 간단하여 간식으로도 정말 좋습니다.

최근에는 맛국물 재료까지 같이 든 미소, 액상용 미소 등 시간이 단축되는 고마운 제품도 다양하게 등장했습니다.

단맛, 매운맛 등 맛의 차이도 즐길 수 있고, 붉은된장, 흰된장처럼 색의 차이로 식탁에 변화를 줄 수도 있습니다. 참고로 색의 차이는 당과 아미노산이 반응하여 갈색으로 변하기 때문에 생깁니다. 붉은된장은 센다이미소, 아이즈미소 등 간토지방과 도호쿠지방에 많고, 흰된장은 주로 간사이지방에서 볼 수 있습니다. 영양가는 큰 차이가 없으니 취향에 따라 선택하면 됩니다. 건더기로 들어가는 채소는 가능하면 두세 종류 정도 있으면 좋습니다

미소의 염분은 괜찮을까?

미소를 만들 때는 소금을 사용하기 때문에 미소나 미소된장국이 과다

염분 섭취로 이어진다는 생각이 오랜 기간 이어져 왔습니다.

다음 그래프는 미소된장국을 먹는 빈도와 혈압의 관계를 조사한 것입니다. 자주 먹는 사람과 그다지 먹지 않는 사람 사이에 혈압의 차이는 보이지 않습니다.

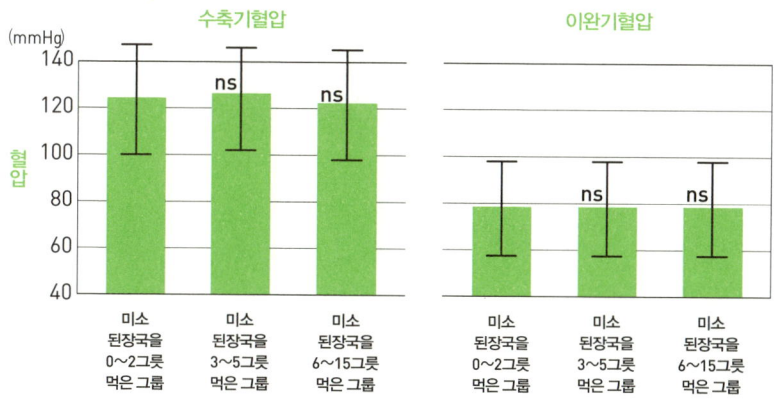

미소된장국이 혈압에 미치는 영향

기간은 전부 5일

※ 출처: 우에하라 요시오, 「습관적 미소된장국 섭취가 혈관 나이에 미치는 영향」
　(제36회 일본고혈압학회총회/2013년 10월 26일 발표)을 참고하여 작성
※ ns란 통계학적으로 유의미하지 않다는 사실을 가리키는 약어로 통계 분석 결과,
　차이를 찾을 수 없었다는 의미.

최근 **미소된장국을 매일 먹는 사람 쪽이 혈압이 올라가지 않았다는**
사실을 통해 미소된장국에 혈압을 내리는 효과가 있다는 사실이 밝혀

졌습니다.[63] 그 외 자율신경 조절 작용도 있습니다. 안심하고 미소를 활용해 보면 좋겠습니다.

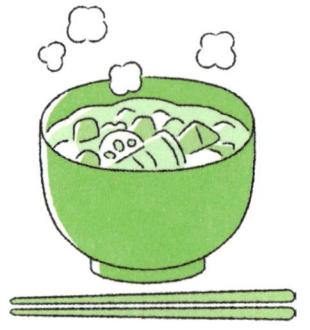

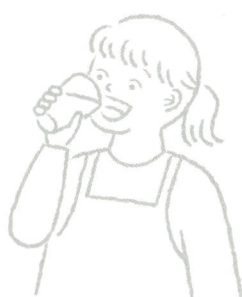

23

요구르트에
빨은 참깨를 뿌린다

→ 꽃가루 알레르기 등 알레르기 대책이 된다

알레르기를 진정시킨다

피부가 건강해진다

장이 건강해진다

 데이터 · 사실

◆ 빨은 참깨를 뿌린 요구르트를 먹으면 **꽃가루 알레르기 증상이 완화된다.**

 이렇게 먹는다

◆ 요구르트 100그램에 빨은 참깨 1큰술을 뿌린다.

◆ 흰깨든 검은깨든 상관없다.

왜 요구르트와 빻은 참깨를 같이 먹으면 좋을까?

꽃가루 알레르기는 알레르기성 비염, 알레르기성 결막염을 말합니다. 삼나무나 편백나무 등에서 날리는 꽃가루가 원인으로 재채기, 콧물, 코 막힘, 눈 가려움, 눈물, 집중력 저하와 같은 여러 증상을 일으키는 알레르기 질환입니다.

일본에서는 어른뿐만 아니라 어린이 환자도 해마다 증가하고 있습니다. 괴로운 증상으로 고민하는 사람도 많고, 매년 봄이 되면 우울해지는 사람도 적지 않습니다.

그래서 꼭 시도해 봤으면 하는 것이 '**요구르트+빻은 참깨**' 조합입니다. 이 조합으로 **매일 섭취한다면 꽃가루 알레르기 증상이 분명히 개선될 것입니다.**

요구르트와 빻은 참깨 조합이 좋은 이유는 각각이 장내 환경을 개선하는 식품이기 때문입니다. '꽃가루 알레르기와 장내 환경이 관계가 있어?'라고 생각할지도 모르겠습니다. 사실, 입으로 들어간 병원체 등을 물리치기 위해 장에는 많은 면역 세포가 있습니다. 그리고 꽃가루 등의 알레르기 질환은 면역 기능이 정상적으로 기능하지 않는 것이 원인입니다. 그래서 **장내 환경을 개선해서 면역 세포가 정상적으로 기능할 수 있도록 만들면 알레르기 증상도 억제할 수 있습니다.**

장내 환경을 개선하려면 반드시 유익균과 유익균의 먹이가 되는 식

이섬유를 같이 먹어야 합니다. **요구르트는 유익균이 풍부하고, 빻은 참
깨는 식이섬유를 다량 함유하고 있어 최상의 조합입니다.**

또 참깨의 세사민 성분이 항알레르기 작용을 하여 꽃가루 알레르기
증상을 완화하는 효과도 기대할 수 있습니다. 참깨는 통깨로 먹으면 껍
질이 단단하여 소화가 어렵기 때문에 그대로 밖으로 배출됩니다. 흰깨
든 검은깨든 상관없으니 볶은 참깨를 빻은 형태를 추천합니다.

요구르트 100그램에 빻은 참깨 1큰술이 기준입니다.

일본인을 대상으로 한 연구에서 성과가 있었다

2020년 봄에 일본인을 대상으로 한 제 연구 결과를 소개하겠습니다.
2020년 말에 논문으로 발표한 것입니다.[64]

다음의 내용으로 조사를 실시했습니다.

- 평소 식사에 '요구르트'를 4주간 더해서 먹은 사람=15명
- 평소 식사에 '요구르트와 빻은 참깨'를 4주간 더해서 먹은 사람=15명
- 평소대로 식사한 사람=15명

이상의 세 그룹으로 나눠서 조사 전후의 신장·체중 측정, 혈액검사,
장내 세균총 검사, 알레르기 증상 질문표를 통해 변화를 조사했습니다.

'요구르트와 빻은 참깨'를 4주간 섭취한 그룹에서는 ①눈 가려움, ②

눈물, ③콧물, ④재채기, ⑤코막힘, ⑥공부·업무·가사에 지장, ⑦집중력 부족, ⑧사고력 저하(생각이 정리되지 않음), ⑨권태감이라는 9가지 항목에서 유의미한 개선을 확인했습니다.

눈과 코의 증상 합계(P=0.0004), 생활의 지장 합계(P=0.002), 증상·생활·전반의 총합계(P=0.001)에서도 유의미한 개선이 보였습니다.

이 괄호 안의 수치가 0.05 이하인 항목은 **'통계학적으로 유의미'**한 개선입니다. 즉, 우연의 결과가 아니라 통계학적으로 해석하여 변화가 있었다고 할 수 있는 차이라는 뜻입니다.

24 한 번 사용한 기름은 버린다

→ 재사용하는 기름은 몸을 산화시킨다

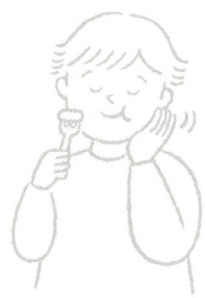

가능하면 피한다

 데이터 · 사실

- ◆ 한 번 사용한 기름은 **산화되기 때문에 독과 마찬가지다.**
- ◆ 산화된 기름은 **혈관을 막는다.**
- ◆ 산화된 기름은 **기미와 주름의 원인이 된다.**

 이렇게 먹는다

- ◆ 요리에는 신선한 기름을 사용한다.
- ◆ 튀김은 최대한 피한다.

왜 재사용하는 기름은 좋지 않을까?

기름은 가열하면 산화됩니다. **산화된 기름을 섭취하면 몸속도 산화됩니다. 산화는 노화라고도 할 수 있기 때문에 질병에 쉽게 걸립니다.**

산화 현상은 공기, 온도, 빛 때문에 일어납니다. 신선한 사과를 잘라서 그대로 두면 잘린 면이 점점 갈색으로 변합니다. 사과의 표면이 산소와 온도로 인해 산화되기 때문입니다. 못을 바깥에 두어 비를 맞으면 녹이 스는데, 이것도 산화입니다.

일단 사용한 기름은 산화됩니다. 산화된 것이 몸 안으로 들어가면 우리의 세포도 산화되어 녹이 슬기 때문에 쉽게 질병에 걸립니다.

아이에게도 튀김은 위험하다!

한 번 가열한 기름을 섭취하면 혈관이 손상되어 동맥경화의 원인이 됩니다. 나아가 심근경색과 뇌경색의 원인도 됩니다.[65]

닭튀김이나 감자튀김을 좋아하는 아이도 많지만, 다량 섭취하면 몸 안에서 활성산소 등 산화의 결과물이 늘어납니다(챕터 06). 말하자면 산화된 기름이 많아지는 것입니다. 그래서 몸 안의 혈관뿐만이 아니라 뇌에도 녹이 습니다.

어릴 때부터 튀김만 먹으면 초등학생이 지방간에 걸리거나 30대에 뇌경색이 발병하는 경우도 실제로 있습니다. **튀김류는 한 달에 한두 번**

정도만 먹는 것을 권장합니다.

아이도 지방간이 생긴다?

지방간은 간의 건강한 세포가 '지방세포'로 바뀌어버린 상태입니다. **지방세포는 몸 안, 간 안에서 온도와 시간에 따라 손상되어 염증 물질을 주변에 퍼뜨립니다.** 그리고 혈류를 타고 뇌에도 전달됩니다.

그리고 지방간의 지방을 분해하여 에너지로 사용하는 경우(태우는 경우)는 활성산소라는 유해물질이 발생합니다. 이 활성산소 때문에 '산화 스트레스' 상태가 되어 간 세포가 손상됩니다.

실제로 지방간에 걸린 초등학생이 늘고 있고(챕터 33), **그대로 두면 간암**의 위험도 있습니다.[31] 하지만 안심하세요. 균형 잡힌 식사와 운동에 신경 쓴다면 좋아질 것입니다.

산화된 기름은 기미와 주름의 원인이 된다

피부는 단백질로 되어 있어 온도나 빛으로 인해 산화됩니다. 이때 피부 세포를 손상시켜 기미와 주름이 생깁니다. 그래서 모두 열심히 자외선 차단 대책을 세우고 있지만, 기미와 주름의 원인이 자외선만 있는 것은 아닙니다. 몸 안에 산화된 기름이 들어가도 피부의 노화가 진행됩니다.

기름은 되도록 엑스트라버진 올리브유 등 신선한 기름을 사용합시다.

25 참기름으로 심장과 혈관을 튼튼하게 만든다

→ 2,000건 이상의 연구 결과로 효과가 검증되었다

혈관이 튼튼해진다

면역력이 좋아진다

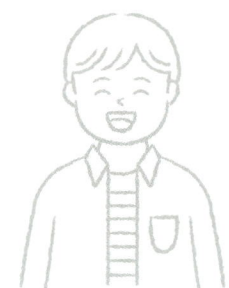

 데이터 · 사실

◆ 참깨는 볶으면 **항산화력이 커진다.**

◆ **심장, 혈관이 튼튼해진다.**

◆ 참기름이 밝은 갈색을 띠는 것은 볶았기 때문이다.

 이렇게 먹는다

◆ 가열해도 효과가 없어지지 않는다.

◆ 그대로 먹어도 된다.

왜 참기름은 몸에 좋을까?

참기름은 참깨를 볶은 다음 압력을 가해서 으깨고 기름을 짜낸 다음 걸러낸 것입니다.

기름이나 물을 사용하지 않고 열을 가하여 볶은 후에 건조합니다. 이 과정을 통해 쉽게 산화되지 않고 항산화력이 높아진다는 사실이 밝혀졌습니다.

또 '산화되는 온도'는 기름의 종류에 따라 다릅니다.

- 아마인유 등은 약 70도에서 산화
- 엑스트라버진 올리브유는 약 220도에서 산화
- 참기름은 약 210도에서 산화

아마인유에 비해 엑스트라버진 올리브유와 참기름은 산화 온도가 높기 때문에 가열 조리할 때 비교적 안심할 수 있습니다.

볶아서 만든 참기름은 콩기름 등에 비해 가열해도 쉽게 산패되지 않는 기름입니다.

참기름의 효과는 검증되었다

참기름 연구는 역사가 길고 2,000편 이상의 논문이 나와 있습니다. 참기름을 사용하면 심신에 다음과 같은 좋은 영향을 줍니다.

- 상처가 잘 아문다
- 잠을 잘 자게 된다
- 혈관이 튼튼해진다
- 혈당이 급격하게 올라가지 않는다[66]

평소 사용하는 기름에 참기름을 추가해 보면 어떨까요?

26 고기의 지방과
닭 껍질을 잘라낸다

→ 몸에 좋지 않은 지방은 먹지 않는다

가능하면 피한다

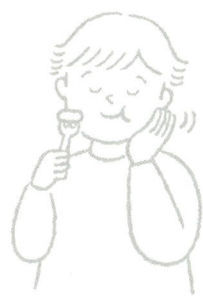

 데이터 · 사실

◆ 고기의 지방은 포화지방산으로 **몸에 좋지 않은 기름**이다.

◆ 소기름, 돼지기름도 마찬가지로 몸에 좋지 않다.

◆ **닭고기의 껍질은 칼로리가 높다.**

 이렇게 먹는다

◆ 비계와 지방은 잘라낸다.

◆ 닭 껍질은 벗기고 조리한다.

◆ 요리할 때는 소기름, 돼지기름을 쓰지 않고 식물성 기름으로 대체한다.

고기의 지방은 몸에 좋지 않다?

소고기, 돼지고기, 닭고기의 지방은 포화지방산으로 **혈관을 손상시켜 심장병이나 뇌경색 등을 초래합니다.**[67] 우리의 몸에 나쁜 기름입니다. 그리고 기미, 주름, 피부 처짐 등의 원인이 되기 때문에 피부에도 좋지 않습니다. 또한 뇌의 산화(기억력과 판단력 저하 등)도 일으킵니다. 고기의 지방이 많은 부위는 제거하는 것을 권장합니다.

돼지기름(라드)을 사용한 튀김은 바삭하게 튀겨져 맛있지만, 건강을 생각하면 추천하기 어렵습니다. 정육점에서 소기름을 받거나 고기 포장 안에 소기름이 들어 있어도 쓰지 않도록 합니다.

비계를 제거하는 것이 귀찮다면…

고기의 지방을 제거하는 것이 귀찮을지도 모르지만, **가능한 범위에서 하얀 기름 부분을 칼로 잘라냅니다.**

마블링은 제거하기 어렵기 때문에 샤브샤브 등의 요리로 뜨거운 물에 녹여서 제거하는 방법도 있습니다.

다만, 그렇게 세세하게 전부 제거하려면 귀찮아지기 때문에 처음부터 고기를 살 때 삼겹살이나 목살처럼 하얀 기름이 많은 부위는 되도록 피하고 **살코기를 고르는 것을 추천합니다.**

닭 껍질은 왜 잘라내는 게 좋을까?

닭고기의 껍질과 지방에는 나쁜 콜레스테롤이 들어 있습니다. 나쁜 콜레스테롤이 많아지면 혈관을 손상시켜 심장과 뇌 질환의 원인이 됩니다. 그리고 **몸 안에서 산화가 진행되어 기미와 주름의 원인이 되고 뇌가 산화되면서 뇌 기능도 떨어집니다.**

조금 번거롭지만, 껍질은 제거하는 것을 추천합니다.

바삭하게 구워진 닭 껍질의 식감을 좋아하는 사람도 많습니다. 하지만 닭 껍질은 칼로리가 높은 부위이기도 합니다. **칼로리를 생각해도 닭 껍질은 멀리하는 것이 좋습니다.**

껍질이 있는 것과 없는 것의 칼로리를 조리법별로 정리한 것이 다음의 표입니다.

영계, 닭다리살 100그램당 칼로리

	껍질 있음	껍질 없음
삶기	216kcal	141kcal
굽기	220kcal	145kcal
튀기기	307kcal	249kcal

출처: 여자영양대학 출판부, 「제8개정 식품성분표」

27 튀긴 음식은 조금만 먹는다

→ 튀김은 한 달에 한두 번만 먹는다

가능하면 피한다

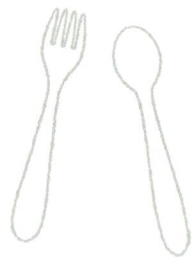

 데이터 · 사실

- ◆ 유아기부터 튀김을 일주일에 두세 번 이상 먹으면 **초등학생 때 지방간이 생긴다.**
- ◆ 튀김을 많이 먹으면 **기미, 주름, 피부 처짐의 원인이 된다. 장내 환경도 엉망이 된다.**
- ◆ 심장 질환 사망 위험이 1.3배가 된다.

 이렇게 먹는다

- ◆ 조리 온도는 100도 이하를 권장한다.
- ◆ 로푸드(조리 온도 약 50도 미만의 저온 조리)는 의학적인 이유로 권장하지 않는다.
- ◆ 튀김을 먹을 때는 당화를 막기 위해 레몬을 듬뿍 뿌리거나 신선한 채소와 함께 먹는다.

튀김을 많이 먹으면 어떻게 될까?

PART 2의 챕터 24에서 산화는 녹슨 상태, 즉 노화 현상이라고 설명했습니다. 한편, 여기서 소개하는 **당화는 이른바 '탄 상태'**로 이것도 노화 현상입니다. 산화가 진행되면 당화도 진행되고 이에 따라 다시 산화가 진행되기 때문에 떼려야 뗄 수 없는 관계입니다.

닭고기는 **튀기면 쪘을 때보다 당화 현상이 7~12배 많아집니다.**[68] 당화는 노화이기 때문에 체내는 물론, 뇌에도 영향을 미칩니다. 프라이드 치킨을 많이 먹다 보면 30대에 뇌경색이나 심근경색을 일으킬 가능성이 높아집니다.

기미, 주름, 피부 처짐도 당화로 인해 일어나는 노화 현상으로 태어났을 때부터 시작됩니다. 날실과 씨실이 겹쳐지듯 산화와 당화는 복잡하게 얽혀 있습니다. 살아 있는 한 피할 수도 없습니다. 체질도 어느 정도 관계가 있지만, 어린 시절의 식사 내용과 라이프 스타일에 따라 노화의 진행 속도가 달라집니다. 그러니 튀김류는 한 달에 한두 번만 먹도록 합시다.

튀김은 장에도 좋지 않다?

튀긴 요리, 그러니까 기름을 이용한 고지방식이 미치는 악영향은 또 있습니다. 바로 **장내 환경의 악화입니다.**[69] 장내 환경이 흐트러지면 유익균이 줄어들고 유해균이 늘어나 결과적으로 면역력이 낮아집니다. 면역 세포의 약 70퍼센트가 분포되어 있는 장 환경이 악화되면 면역력도 낮아지기 때문입니다. 그리고 피부 상태도 나빠집니다(챕터 20 참조).

덮밥, 라멘, 우동은 일주일에 한 번만 먹는다

→ 탄수화물 과다 섭취로 이어질 수 있다

가능하면 피한다

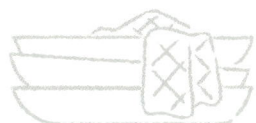

 데이터 · 사실

◆ 덮밥, 볶음밥, 볶은 면 등은 탄수화물 덩어리다.

 이렇게 먹는다

◆ 일주일에 한 번만 먹도록 노력한다.

◆ 덮밥을 먹을 때 밥은 적게, 건더기는 많이 먹는다. 미소된장국이나 다른 채소 반찬을 추가한다.

덮밥은 왜 피하는 것이 좋을까?

덮밥 같은 음식은 밥이나 면의 양이 많고 단백질, 비타민, 미네랄, 식이 섬유 등이 들어간 반찬이 적어지기 쉽습니다.

또 **덮밥이나 볶음밥을 먹으면 식후 혈당이 급격히 올라가는 혈당 스파이크가 일어납니다.** 혈당 스파이크는 혈관을 손상시켜 혈관 질환을 유발합니다.[70]

팔에 두꺼운 동전 모양의 스티커 같은 것을 장착하는 혈당 측정 기록 장치가 있습니다. 저도 이것을 붙이고 볶음밥을 먹었더니 식사 직후의 혈당이 매우 높아져서 굉장히 놀랐습니다.

라멘, 우동은 비만의 원인이다

라멘과 우동도 덮밥과 마찬가지로 단백질 등이 들어간 '반찬'이 적어지기 십상입니다. 그래서 라멘, 우동을 먹는 빈도가 높으면 탄수화물 과다 섭취로 영양장애가 생겨 초등학생 중에도 지방간이 생기거나 요산 수치가 올라가는 경우가 많습니다. **우동은 탄수화물이 많기 때문에** 주의가 필요합니다.

지금은 시중에 고단백 우동(1인분에 단백질 약 17그램 함유), 곤약이나 완두콩 분말을 반죽하여 만든 저탄수화물 면류가 다양하게 나오기 때문에 가능하다면 이런 제품을 선택합니다.

29 브로콜리 새싹을 섭취한다

→ 전 세계가 주목하는 슈퍼푸드

질병에 쉽게 걸리지 않는다

뇌 발달을 촉진한다

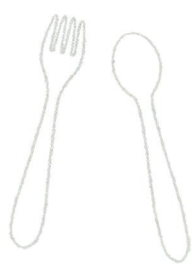

 데이터 · 사실

◆ 브로콜리 새싹에는 **설포라판이 풍부하다.**

◆ 설포라판은 **항산화력이 굉장히 높다.**

◆ 설포라판은 우리 몸에서 유효하게 사용되는 비율(생체이용률)이 약 80퍼센트로 **건강에 좋다.**

 이렇게 먹는다

◆ 일주일에 세 번 먹는 것을 추천한다.

◆ 가열하지 않고 그대로 먹는다.

◆ 꼭꼭 씹어 먹는다. 믹서로 잘게 갈아 먹어도 좋다.

117

브로콜리 새싹이란?

브로콜리 새싹(스프라우트)에는 높은 항산화력을 가진 설포라판이 브로콜리에 비해 약 10배가 많습니다. 또 '슈퍼스프라우트'라 불리는 브로콜리 새싹에는 약 20배나 많습니다.

설포라판으로 활성화된 해독효소는 약 3일간 체내에서 효과가 유지됩니다. 그래서 3일에 한 번 정도 섭취해도 효과를 볼 수 있는 것이 장점 중 하나입니다.[71]

마트에 가보면 여러 종류의 브로콜리 새싹이 진열되어 있는 것을 볼 수 있습니다. 이때 각각의 브로콜리 새싹에 들어 있는 설포라판의 농도가 다릅니다. 농도를 나타내는 마크가 붙어 있으니 **농도가 높은 제품을 선택**합니다.

설포라판은 어디에 좋을까?

설포라판은 염증을 억제하는 효과가 굉장히 뛰어난 성분입니다. 염증을 억제한다는 것은 내장 장애를 억제한다는 것입니다. 그래서 혈관에 동맥경화가 발생할 가능성이 낮아지고, 뇌도 더 건강해집니다.

뇌에 염증이 생기면 뇌 기능이 저하되어 우울증 등으로 이어집니다.

이외에도 설포라판의 효용을 보여주는 다음과 같은 연구가 있습니다.

- 필로리균을 제거했다는 연구[72]

- 당화를 억제했다는 연구[73]

- 아이들의 성장 발달을 촉진했다는 연구[74]

그리고 **설포라판을 많이 섭취한 아이와 그렇지 않은 아이 사이에는 발달장애 위험성이 다르다는 연구**가 있습니다. 자폐증의 몇 가지 증상이 고농도의 설포라판 섭취로 개선되었다는 연구도 있습니다.[74]

우리에게 친숙한 채소의 파이토케미컬(식물에 들어 있는 유용한 화학물질) 중에서도 설포라판은 생체이용률이 단연 높아서 **건강 효과가 다른 채소에 비해 월등하다**고 할 수 있습니다.

참고로 2위는 양파에 함유된 케르세틴입니다. 레몬도 항산화력을 가지고 있습니다.

다양한 파이토케미컬

여기서는 브로콜리 새싹에 함유된 설포라판,
양파에 함유된 케르세틴에 대해서만 소개했지만
녹차에 함유된 카테킨, 토마토에 함유된 리코펜 등이
항산화력이 높은 파이토케미컬로 유명합니다.
블루베리에 함유된 루테인도 눈에 좋다고 알려진 파이토케미컬 중
하나입니다. 참고로 브로콜리 새싹을 집에서 키워도
설포라판 함량은 크게 늘어나지 않습니다.

30

꿀은 1세 이상부터 먹인다

→ 생명에 영향을 줄 수도 있다

반드시 피한다

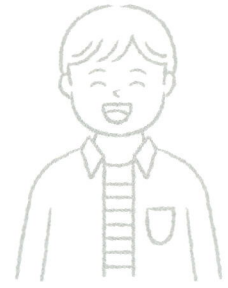

 데이터 · 사실

◆ 꿀은 꼭 **1세 이상부터 먹인다.**
◆ 보툴리누스균이 있을 위험이 있다.

 이렇게 먹는다

◆ 단맛을 내고 싶을 때는 고구마나 당근의 자연스러운 단맛을 활용한다.

왜 꿀은 1세 이상부터?

몸에 좋다는 이유로 0세의 아기에게 꿀을 주어 아이가 영아 보툴리누스증으로 목숨을 잃는 사건이 발생했습니다. **장이 발달하지 않은 1세 미만의 영아가 꿀을 먹으면 장내에 강한 독소가 늘어나게 됩니다.** 절대 먹이지 마세요.

일반적으로 1세 이상이 되면 보툴리누스균이 생성한 독소를 이겨낼 수 있는 면역력이 생깁니다. 꿀은 몸에 좋은 건강식품이지만, 1세 이상이 된 후에 먹이도록 합니다.

아기가 단맛을 좋아하는 것은 인간의 뇌 시스템 때문입니다. 그러니까 인간이 진화하는 과정에서 단것을 좋아했기 때문에 아사를 피할 수 있었던 결과라고 할 수 있습니다.

하지만 먹을 것을 구하기 어려웠던 석기시대와는 달리 지금 일본에서는 쉽게 단 과자를 구할 수 있습니다. 좋아한다고 해서 계속 준다면 유감스럽게도 질병의 위험을 높이게 됩니다.

당근이나 고구마 등 자연적으로 단맛이 나는 음식을 먹입시다.

꿀에 함유된 보툴리누스균이란?

보툴리누스균은 자연계에 널리 존재하며, 저산소 상태에서 증식하니다. 채소, 과일, 고기, 생선을 오염시키고 꿀에 들어 있기도 합니다.

집에서 꿀을 가열한다고 해도 보툴리누스균은 포자라고 하는 딱딱한 껍질 안에 있기 때문에 살균되지 않습니다.

31 이온음료는 너무 많이 마시지 않도록 주의한다

→ 연하게 마신다

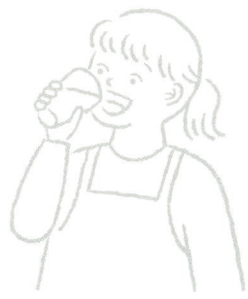

 반드시 피한다

 데이터 · 사실

◆ 500밀리리터의 이온음료에는 **각설탕 8~12개 정도의 당이 들어 있다.**

◆ 매일 다량으로 마시면 **'페트병 증후군'이라는 증상**이 나타날 수 있다.

◆ 뼈가 약해지거나 피부가 가려울 수 있다.

이렇게 먹는다

◆ 평소에는 물이나 차 등 달지 않은 음료를 마신다.

◆ 이온음료나 경구수액은 열사병을 예방하거나 운동을 하거나 구토나 설사로 탈수가 걱정될 때 마신다.

왜 이온음료를 조심해야 할까?

일반적인 이온음료 500밀리리터에는 약 30~40그램(약 3~4큰술, 각설탕 약 8~12개)의 당이 들어 있습니다. 탄산음료나 단맛이 나는 음료에는 더 많은 당이 들어 있습니다.

　　세계보건기구(WHO)**가 제시하는 하루의 설탕 권장섭취량은 25그램**(약 6작은술)입니다. 이온음료에는 분명 당이 많이 들어 있습니다. 그러니 매일 마시거나 일상적으로 마시는 것은 좋지 않습니다. 이온음료는 운동할 때나 발열이나 구토가 이어져 식사를 하지 못할 때만 마시도록 합시다.

　　이럴 때는 경구수액을 섭취하는 것도 좋습니다. 경구수액의 당분 농도는 약 2퍼센트입니다. **시중에 판매되는 이온음료가 진한 경우는 물을 섞어서 마시면 좋습니다.**

매일 지나치게 마시지 않는다

달고 차가운 음료는 나도 모르게 벌컥벌컥 마시고 싶어집니다. 갈증이 해소된 것 같아 상쾌한 기분이 들기 때문에 버릇이 될 수 있습니다. 하지만 매일 단숨에 마시다 보면 **당의 과다 섭취로 인한 페트병 증후군**이라고 불리는 다음과 같은 증상이 나타날 수 있습니다[75]

- 비정상적으로 목이 마르다
- 소변을 자주 본다
- 구역질이 난다
- 몸이 나른하다

당을 섭취하면 혈당이 올라가고 이 혈당을 내리기 위해 췌장에서 인슐린이 분비됩니다. 인슐린은 세포가 혈중의 당을 흡수하여 에너지로 사용하는 데 필요합니다. 그런데 **평소에 당을 지나치게 많이 섭취하면 인슐린 분비가 제대로 이루어지지 않아 당을 에너지로 사용할 수 없습니다.** 그러면 체내 지방을 분해해서 에너지를 만들려고 합니다. 그때 나오는 것이 바로 케톤체라는 성분입니다.

케톤체가 많이 나오면 앞서 언급한 것과 같은 **갈증, 잦은 소변, 메스꺼움, 나른함과 같은 증상**이 나타날 수 있습니다. 이것은 당뇨병이 급격히 악화된 상태와 비슷하며, 정식 명칭은 '소프트드링크 케토시스'입니다. 한 달 이상 매일 1.5리터 이상 단 음료를 마신 경우에 일어난다고 보고되었습니다.

뼈나 피부에도 나쁜 영향을 미칠까?

인은 미네랄의 한 종류로 모든 세포에 필수적인 영양소입니다. 생선, 고기, 콩, 곡물 등의 식품에는 **유기인**이 함유되어 있고, 유기인의 체내 흡수율은 20~60퍼센트입니다. 한편, 가공식품, 컵라면, 청량음료와 이온음료(경구수액도 포함)에는 **무기인**이 함유되어 있고, 무기인의 체내 흡수율은 90퍼센트 이상입니다. **과다 섭취하면 혈중 인의 농도가 정상 범위를 초과할 수 있습니다.**

인이 과다한 상태가 되면 심근경색이나 심부전 등 심장질환의 위험성이 높아지고, 발이 아프고 뼈가 약해지고 피부가 가려워지는 등의 증상이 생길 수 있으므로 과다 섭취하지 않도록 주의가 필요합니다.[76]

32

수분은
물과 차로 섭취한다

→ 주스는 하루에 100밀리리터 정도만 마신다

열사병을 예방한다

튼튼한 몸을 만든다

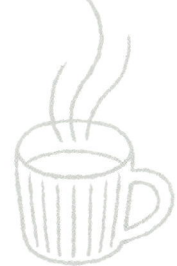

 데이터 · 사실

◆ 목이 마르다고 느끼지 않아도 몸에는 수분이 필요하다.
◆ 하루에 **1.5리터를 섭취하는 것이 이상적**이다(10세, 평균체중 38킬로그램, 체온 36.5도의 경우).
◆ 매년 열사병에 걸리는 아이가 있다.

 이렇게 먹는다

◆ 물통을 아이와 예쁘게 꾸미면 신이 나서 더 자주 마시게 된다.
◆ 물에 레몬즙 등을 타는 것도 좋다.

목이 마르지 않아도 물이 필요해?

우리의 세포에서 일어나는 화학반응에는 물(H_2O)이 필요합니다. 한 번에 많은 물을 섭취하면 그 순간에 필요한 소량의 물을 제외하고 나머지는 불필요한 물로 배출됩니다. 간간이 그때마다 필요한 물을 보충합시다. 목이 마르거나 물이 필요하다는 자각이 없어도 수분은 꼭 필요하니까요.

수분을 섭취할 때는 벌컥벌컥 단숨에 마시는 것이 아니라 다음과 같이 마시면 좋습니다.

- **간간이 세 모금씩**
- **20~30분 간격으로**

아이는 몸에 물이 필요하다고 느끼는 뇌의 갈증중추과 수분을 조절하는 신장 기능이 아직 발달하지 않았기 때문에 목이 마르다고 자각하지 못하는 경우가 자주 있습니다.

목이 마르다고 느끼지 않는다고 해서 계속 수분을 섭취하지 않으면 갑자기 기분이 나빠져서 책상에 푹 엎드려버리기도 합니다.

일상에서는 하루에 1.5리터를 섭취하는 것이 이상적(10세, 평균체중 38킬로그램, 체온 36.5도의 경우)입니다. 하지만 더운 날씨에 운동을 한다면 이 정도로는 부족하기 때문에 반드시 전문가와 상담하길 바랍니다.

아이는 어른보다 체내에서 물이 필요할 때까지 걸리는 시간이 40퍼센트 정도 빠르다고 합니다.[77]

열사병 예방에 꼭 필요한 수분 보충

더운 계절에 열사병을 예방하려면 전해질(나트륨, 칼륨, 마그네슘 등의 미네랄)이 들어 있는 수분을 섭취하는 것이 중요합니다.

또 열사병 예방에는 충분한 수면을 취하고, 아침을 제대로 먹는 것도 빼놓을 수 없습니다. 특히 미소된장국은 미네랄을 자연스럽게 섭취할 수 있으니 추천합니다.

100퍼센트 주스도 주의가 필요하다

채소나 과일은 비타민, 미네랄 등도 함유한 건강에 좋은 식재료입니다. 하지만 **채소주스, 과일주스는 하루에 100밀리리터 정도까지가 좋다**고 미국의 소아과 의사 단체가 권장하고 있습니다. 이유는 당이 많기 때문입니다. 그래서 주스 대신 단맛이 나지 않는 다음의 음료를 추천합니다.

- 보리차
- 호지차
- 메밀차

하버드 대학교 공중보건대학원의 건강한 식생활 가이드에는 물이 추천하는 음료라고 되어 있습니다.[78]

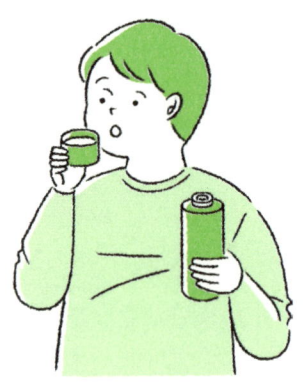

33

간식은
달지 않은 것으로 먹는다

→ 간식 시간은 영양 보충 시간으로 생각한다

생활습관병을 예방한다

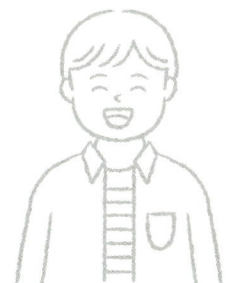

 데이터 · 사실

◆ 예전에는 **간식을 과자로 섭취하지 않았다.**

◆ 가공식품을 지나치게 섭취하면 **아이도 지방간이 생길 수 있다.**

 이렇게 먹는다

◆ 간식 시간을 영양을 보충할 기회라고 생각한다.

◆ 단백질, 식이섬유, 미네랄 중 어느 것을 보충할지 정한다.

처음에 '간식'은 단 것이 아니었다?

평일에는 유치원 또는 학교에서 돌아와 저녁을 먹거나 학원에 가기 전에 '간식'을 준비하는 집이 많습니다. 평소에 어떤 간식을 준비하나요? 각자 자주 먹는 간식이 있겠지만, 기본적으로 '과자'가 많을 것 같습니다.

원래 간식은 오후 2~4시 정도에 식사와 식사 사이에 공복을 채우기 위해서 먹는 것이었습니다. 그런 간식을 과자로 먹는 것이 습관이 된 것은 비교적 최근의 일입니다.

간식으로 영양을 보충한다고 생각하고 달지 않고 짜지 않은 것으로 고르도록 합니다. 단백질과 식이섬유가 풍부한 것이 좋습니다.

제가 초등학교 시절을 보낸 영국에서는 학교에 가지고 가는 '간식 (snack)'은 종이봉투에 넣은 당근이나 작은 사과가 일반적이었습니다. 독일에서도 가정에 따라 다르지만 채소나 과일을 가지고 가게 하는 경우가 지금도 많습니다. 이탈리아는 단것을 좋아하는 사람이 많아 참고하기 어려울지도 모르겠습니다.

스낵 과자, 가공식품은 주의가 필요하다?

앞서 챕터 24에서도 지방간에 대해 언급했지만, 일본의 소아[31]의 약 5퍼센트가 지방간이라는 데이터가 있습니다. 미국에서는 소아 인구 10명 중 1명이 지방간이며, 비만인 아이로 한정하면 3명 중 1명이 지방간

입니다.[79]

지방간의 원인이 전부 밝혀진 것은 아니지만, 생각할 수 있는 원인으로는 비만, 지질이상증, 당뇨병 등이 있습니다.

일본에서도 남자아이들의 비만율이 서서히 높아지고 있기 때문에 주의가 필요합니다.

시중에 판매하는 과자와 청량음료 등 가공식품의 상품 라벨을 한번 확인해 보세요. **'과당포도당액당' 등이 기재되어 있지 않나요?**

이것은 '이성질화당'이라고 불리는 것으로, **여기에 들어가는 과당은 체내의 과도한 당으로 지방으로 변환되어 지방간의 원인이 된다**고 보고되었습니다.[80,81]

지방간은 간경변을 거쳐 간암으로 진행될 위험이 있기 때문에 방치하면 안 됩니다. 지방간을 치료하는 약은 아직 없지만, 식생활과 운동으로 개선할 수 있습니다.

미국은 한발 앞서 나아간다?

미국은 국민의 30퍼센트 이상이 BMI 30 이상의 비만으로 예전에는 고과당 옥수수 시럽(HFCS) 등의 이성질화당이 음식과 음료에 많이 사용되었습니다. 그러나 2004년에 이성질화당의 소비와 비만이 관련이 있다는 연구가 발표된 후 조금씩 이성질화당 소비가 줄어들고 있습니다. 식품 기업도 건강한 이미지를 위해 이성질화당 대신 설탕을 사용하는 곳이 늘어나고 있습니다.[82~84]

추천 간식은?

아이에 따라서는 한 끼 식사로 먹을 수 있는 양이 제한적인 경우도 있습니다. 간식 시간을 영양을 보충할 수 있는 절호의 기회라 생각하고 부족해지기 쉬운 영양소를 보충하도록 합시다.

아이가 케이크를 좋아한다면 달걀을 넉넉히 사용하고 프로틴 파우더, 콩가루, 콩비지 가루, 냉두부 가루 등 단백질이 풍부한 다양한 가루를 섞어 **단백질이 풍부한 팬케이크를 만들어보면 어떨까요?**

추천 간식을 영양소별로 정리했으니 참고하시길 바랍니다.

식이섬유를 보충하고 싶다!
- **오이 스틱** ● **당근 스틱** ● **찐 고구마**

단백질을 보충하고 싶다!
- **닭꼬치** ● **삶은 달걀** ● **구운 정어리**

미네랄을 보충하고 싶다!
- **견과류(에어프라이기, 무염)** ● **멸치아몬드**

34

채소의 영양소는 냉동으로 지킨다

→ 시중에 판매하는 냉동 채소를 활용한다

시간 단축

친환경

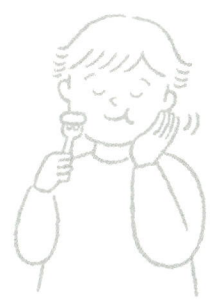

 데이터 · 사실

◆ 냉동하면 채소의 영양소가 쉽게 줄어들지 않는다. 오히려 **냉장 보관보다 잘 유지된다.**

◆ 냉동하면 **영양가가 더 풍부해지는 식재료도 있다.**

 이렇게 먹는다

◆ 냉동 채소를 유용하게 활용한다.

◆ 일본 가정의 식품 손실은 연간 약 270만 톤이다. 냉동을 통해 식품 손실을 줄인다.

냉동 채소의 영양은 어떨까?

냉동식품은 영양가가 낮다는 것은 오해입니다. 일본에서 식품 냉동은 100년이 넘는 역사와 연구가 있습니다.

　냉장 보관을 하면 시간이 지남에 따라 영양소가 줄어듭니다. 채소의 효소 작용으로 영양소가 분해되기 때문입니다. 예를 들면, 9일간 냉장 보관한 시금치는 비타민C 함량이 원래의 30퍼센트로 줄어든다는 보고가 있습니다.[85]

　반면 **시중에 판매되는 냉동 채소는 냉동 전에 잠깐 뜨거운 물에 데치는 과정을 통해 효소가 활성화되지 않았기 때문에** 영양소가 크게 줄어들지 않습니다. 그러니 식재료로 활용하는 것도 적극 고려해 보기 바랍니다.

−24도에 보관하는 동안 비타민C 함량 변화

(냉동 보관 시작시를 100퍼센트로 했을 경우)

냉동된 채소	원래 비타민C 함량	1개월 후	2개월 후	12개월 후
시금치	55mg(100g 당)	90.9%	94.5%	94.5%
양배추	44mg(100g 당)	113.6%	113.6%	90.9%
그린아스파라거스	18mg((100g 당)	111.1%	116.7%	83.3%

※출처: 쓰지무라 마사루, 아라이 교코, 고마쓰바라 하루미, 가사이 다카마사, 「연중 보관이 냉동 혹은 동결 건조한 채소·과일의 비타민함량에 미치는 영향」, 『일본식품보존과학회지. 1997;23(1):35–40.』을 바탕으로 작성

참고로 100퍼센트를 넘는다는 것은 냉동 보관을 시작했을 때보다 비타민C 함량이 많아졌음을 의미합니다.

냉동하면 더 좋은 경우도 있을까?

냉동하면 영양가와 감칠맛이 더 좋아지는 식재료도 있습니다. 예를 들면 다음과 같습니다.

● 버섯류

특히 표고버섯, 느티만가닥버섯은 냉동하면 구아닐산이 증가하여 감칠맛이 더 좋아진다.

● 바지락

냉동하면 오르니틴이 4배 이상 늘어난다.[86]

다만, 가정용 냉동고에서는 신선식품 자체를 급속 냉동하기 어렵습니다. 조리해서 반찬으로 만들어 냉동 보관하는 것이 좋겠습니다.

잘 냉동하면 시간도 단축되고 친환경적!

바쁜 평일에는 냉동한 재료를 잘 활용하면 시간을 단축할 수 있습니다.

그리고 먼 산지에서 배달된 신선식품보다 냉동품이 배출하는 이산화탄소(CO_2) 양이 적기 때문에 친환경적인 측면도 있습니다.

일본은 전체 식재료의 약 60퍼센트(칼로리 베이스)를 수입에 의존하면서도 **가정의 식품 손실은 연간 약 260만 톤에 달합니다.**[87] 즉 냉동을 잘 활용하면 가정에서도 식재료 폐기를 줄일 수 있을 것입니다.

35

향신료, 허브를 많이 사용한다

→ 어릴 때부터 노화를 늦출 수 있다

젊음을 유지한다

질병에 강해진다

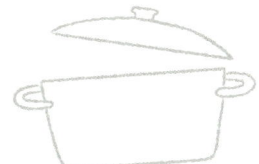

 데이터 · 사실

◆ 향신료와 허브는 **항산화력(노화를 늦추는 힘)이 굉장히 뛰어나다.**

◆ 동서양을 막론하고 향신료로 활용할 수 있는 식재료는 강력한 항산화력을 발휘한다.

 이렇게 먹는다

◆ 듬뿍 토핑한다.

◆ 다양한 요리에 활용한다.

향신료, 허브는 왜 몸에 좋을까?

향신료와 허브는 굉장히 강력한 항산화력을 가지고 있습니다. 항산화력이란 염증을 억제하고 노화를 늦추는 힘입니다. 예를 들면 다음과 같은 식재료가 있습니다.[88]

- ● **양식**
  후추, 계피, 오레가노, 로즈마리, 타임 등

- ● **일식**
  고추냉이, 차조기, 생강, 양하, 미나리, 파 등

- ● **중식**
  팔각, 고추 등

- ● **인도식**
  펜넬, 쿠민 등

이런 향신료와 허브는 동서양을 막론하고 항산화력이 뛰어나 유아기부터 아이들의 식사에도 조금씩 곁들이면 좋습니다.

우리는 태어나는 순간부터 '산화'되고 있습니다. 이것은 산소에 의해 일어나는 현상으로, 지구에 사는 생물로서 피할 수 없는 현상입니다. 이미 언급했지만, 산화는 노화를 의미합니다.

산화를 촉진하는 것은 염증 물질과 온도와 빛(과 시간)이므로 먹고사는 방식에 따라 산화를 촉진할 수도 있고, 늦출 수도 있습니다. **항산화 물질이 풍부한 음식을 먹으면 산화가 억제되어 노화도 늦춰지고 질병에도 쉽게 걸리지 않습니다.**

식품에 함유된 폴리페놀류, 파이토케미컬, 비타민, 미네랄, 아미노산이 항산화력을 가지고 있습니다.

고추냉이에는 페록시다아제, 생강에는 쇼가올과 진제롤, 계피에는 프로안토시아니딘 등이 들어 있습니다.

향신료의 강력한 항산화력

2010년에 미국 농무부(USDA)가 각 식재료가 가진 항산화력을 수치화하여 리스트로 만들어 발표했습니다. 그 **상위를 차지한 것이 오레가노, 타임 같은 향신료와 허브입니다.**[88]

이외에도 클로브, 육두구, 시나몬, 바질, 파슬리, 로렐, 로즈마리, 펜넬, 후추 등의 향신료와 허브를 리스트에서 확인할 수 있습니다.

양식의 재료가 대상이므로 차조기와 고추냉이는 포함되지 않았지만, 이것들도 항산화력이 높습니다.

이 리스트는 영양제 제조업체와 식품업계 관계자들이 수치를 악용하고 이 식재료를 섭취했을 때의 작용과 효과를 보여주지 않는다는 이유로 2012년에 공개 문서에서 삭제되었습니다.

그 후에 식재료의 항산화력과 인체의 산화 스트레스(산화된 상태)를 측정하는 기술이 발달하여 **항산화력이 높은 식재료 섭취가 인간의 산화 스트레스를 낮추는 데 도움이 된다는 사실**이 연구를 통해 밝혀졌습니다.

입에 맞지 않는다면?

이런 식재료는 토핑 이외에도 듬뿍 사용하는 것을 추천합니다. 물론 고추냉이가 항산화력이 높다고 해서 많이 섭취하면 된다는 뜻은 아닙니다.

아이는 쓴 음식을 잘 못 먹는다고 단정 짓지 말고 여러 식재료를 조금씩 요리에 넣어서 먹는다면 풍요로운 식사를 통해 건강을 지킬 수 있을 것입니다.

36 통조림은 되도록 BPA 프리를 고른다

→ BPA는 인체에 유해한 물질이다

 시간을 단축한다

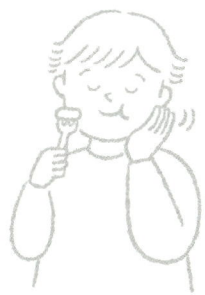

 데이터 · 사실

◆ **통조림이라고 영양가가 현저하게 떨어지는 것은 아니다.**

◆ 통조림에는 유해물질 BPA가 용출될 가능성이 있어 섭취 빈도에 주의해야 한다.

이렇게 먹는다

◆ 비상식으로 매우 유용하다.

◆ BPA가 걱정된다면 병조림 등 캔 이외의 다른 용기를 선택하면 된다.

통조림은 영양가가 낮을까?

통조림·병조림 식품은 보존식, 비상식으로 매우 귀중합니다. 상비해 둔 집도 많을 것입니다.

비록 신선 식품이라는 이미지는 없지만, **신선한 식재료에 비해 눈에 띄게 영양가가 떨어지는 것은 아닙니다.** 시간 단축에도 도움이 되므로 상황에 따라 적절하게 이용하면 좋습니다. 다만, 일반적으로 염분이 많거나 맛이 강한 제품이 많기 때문에 나트륨과 같은 영양성분 표시를 잘 확인하고 선택하도록 합니다.

통조림의 BPA란?

또 하나, **통조림을 선택할 때는 BPA에 주의해야 합니다.**

BPA란 비스페놀A로 통조림의 내부 코팅에 사용되는 화학물질입니다. 인체에 매우 유해한 물질로 심장질환이나 암과도 관련이 있다고 합니다.

한 연구에서 78가지 통조림을 조사했더니 그중 90퍼센트에서 BPA가 검출되었습니다. 통조림을 먹지 않았을 때와 비교해 통조림을 먹었을 때 소변의 BPA가 1,000퍼센트나 늘었다는 보고도 있습니다.[89]

BPA는 통조림뿐만 아니라 플라스틱 등의 가공 포장에서 용출된다는 연구 결과도 있으니, 되도록 BPA 프리(BPA를 사용하지 않는 식품) 통조림이나 병조림을 선택하도록 합시다.

37 글루텐 프리를 고집하지 않아도 된다

→ 지나치게 신경 쓰다 보면
영양장애가 생길 수 있다

먹어도 괜찮다

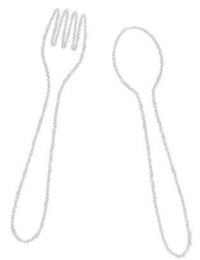

 데이터 · 사실

- ◆ 글루텐은 **밀가루에 함유된 단백질을** 말한다.
- ◆ 글루텐 프리가 건강에 좋다는 정보가 널리 알려져 있지만, **의학적인 근거는 현재 미약하다.**
- ◆ 글루텐 제거식(특정한 식품이나 식재료를 제거한 식사법)으로 **영양장애가 생길 수도 있다.**

 이렇게 먹는다

- ◆ 알레르기가 없다면 밀가루 제품을 먹어도 괜찮다.
- ◆ 다만, 밀가루 음식을 지나치게 많이 먹는 것은 주의해야 한다.

글루텐 프리는 정말 건강에 좋을까?

글루텐이란 밀가루에 들어 있는 글루테닌과 글리아딘이라는 두 종류의 단백질이 결합해 만들어진 식물성 단백질을 말합니다. 글루탐산이 풍부하고, 밀기울의 원료이기도 합니다.

밀가루 제품을 섭취하면 밀가루에 함유된 글루텐에 반응하여 복통이나 설사 등 심신 상태가 악화되는 사람이 있습니다.[90] 미국에서는 이런 사람이 인구의 약 5퍼센트라는 보고가 있습니다.[91]

글루텐을 소화하지 못하는 셀리악병도 있고, 장의 방어벽 기능이 손상되어 병원체나 유해물질이 체내에 들어와 알레르기, 자가면역질환, 정신적인 스트레스 등이 생기는 장누수증후군도 있습니다.

다만, 밀가루를 먹는 모든 사람에게 이런 증상이 나타나는 것은 아닙니다. 일률적으로 글루텐 프리로 먹어야 한다는 근거는 없습니다.

글루텐 제거식으로 영양장애가 생길 수 있다

제거식이란 특정 식품·식재료를 배제하고 먹는 방법을 말합니다. 앞에서 설명한 것처럼 글루텐에 반응하는 사람은 많지 않습니다. 글루텐은 다양한 식품에 들어 있어 **완벽한 글루텐 프리식**(글루텐 제거식)**을 실천하려다가 영양장애가 생긴 사람도 있다는 연구 결과**가 있었기 때문에 주의가 필요합니다.

특별히 글루텐에 반응하는 체질이 아니라면 밀가루 제품을 모두 배제하지는 않는 편이 좋을 것 같습니다. 실제로 옛날부터 밀가루 제품의 밀기울은 단백질이 부족했던 일본의 식탁에 귀중한 단백질원이었습니다.

우유는
하루 한 잔만 마신다

→ 과도하게 섭취하면 철분 흡수를 방해한다

빈혈을 예방한다

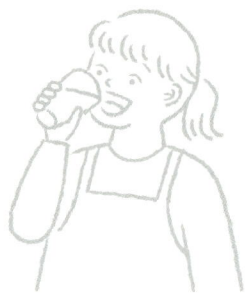

 데이터 · 사실

- ◆ 우유는 과도하게 섭취하면 '**우유 빈혈**'이 된다.
- ◆ 우유 대신 **아몬드우유, 오트밀우유를 마시면 좋다.**
- ◆ 아몬드우유 한 잔(200밀리리터)을 마시면 비타민E의 하루 권장섭취량을 넘는다.
- ◆ 오트밀우유는 식이섬유가 풍부하다.

 이렇게 먹는다

- ◆ 우유를 먹는다면 하루에 한 잔만 마신다.
- ◆ 아몬드우유, 오트밀우유는 시리얼에 붓거나 무당 코코아를 섞어 먹어도 좋다.

우유를 과도하게 마시면 어떻게 될까?

우유를 마시면 키가 큰다는 말은 누구나 한 번쯤 들어봤을 것입니다. 그래서 자녀에게 열심히 우유를 먹이는 부모도 많습니다. 하지만 우유는 철분 흡수를 방해하기 때문에 매일 벌컥벌컥 마시다 보면 철분이 부족해져[92-95] **'우유 빈혈'이 될 수 있습니다.** 하루에 200밀리리터 정도까지 마시는 것을 권장합니다.

하루에 우유를 두 잔 이상 마신다면 그중 한 잔은 아몬드우유 또는 오트밀우유 등 좋아하는 식물성 우유로 바꾸면 좋을 것 같습니다.

식물성 우유와 동물성 우유 성분 비교

200ml당	아몬드우유	오트밀우유	우유
에너지	39kcal	92kcal	137kcal
단백질	1.0g	0.6g	6.8g
지질	2.9g	2.8g	7.8g
탄수화물	3.9g	17.4g	
당질	0.9g	14.4g	9.9g
식이섬유	3.0g	3.0g	
식염상당량	0.4g	0.2g	0.2g
칼슘	60mg	240mg	227mg
비타민E	10mg		
비타민B2		0.42g	
비타민D		1.5μg	

※성분량은 일반적인 제조업체 제품의 성분량

아몬드우유와 오트밀우유는 뭐야?

아몬드우유는 유백색이기 때문에 '아몬드가 들어간 우유'라고 생각할 수도 있지만, 주원료는 아몬드와 물입니다. 아몬드 자체에 강력한 항산화물질인 비타민E가 풍부하기 때문에, **아몬드우유에도 비타민E가 풍부**합니다. 한 컵(200밀리리터)에 10밀리그램의 비타민E가 들어 있습니다.

예를 들어 **6~9세 아동의 하루 비타민E 권장섭취량은 5.0밀리그램이기 때문에 한 잔으로 채울 수 있습니다**(권장섭취량은 질병에 걸리지 않기 위한 최소한의 섭취량). 상한은 300~350밀리그램이므로 과다 섭취가 되지는 않습니다.

오트밀우유는 귀리로 만든 식물성 우유입니다. 한 컵(200밀리리터)에 3그램의 식이섬유가 들어 있습니다. 참고로 하루 식이섬유 권장섭취량은 6~7세 아동이 10그램 이상, 8~9세 아동이 11그램 이상, 10~11세 아동이 13그램 이상입니다.

그리고 **오트밀우유 한 잔에 함유된 칼슘의 양은 아몬드우유의 4배로 우유와 맞먹습니다.**

무당 제품을 추천

아몬드우유와 오트밀우유는 무당 제품을 추천합니다.
만약 마시기 힘들다면 단맛이 나는 제품을 시도해 보세요.

39 햄, 소시지는 가능한 한 무첨가로 먹는다

→ 발암 위험성이 크기 때문에 섭취량에 주의한다

 되도록 피한다

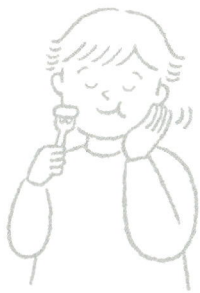

 데이터 · 사실

◆ 가공육을 과다 섭취하면 **발암 위험성이 커진다.**

◆ 아질산나트륨(발색제) 등이 들어간 식재료를 과다하게 섭취하면 수명이 줄어든다는 데이터가 있다.

🍴 이렇게 먹는다

◆ 햄, 소시지는 한 번 삶아서 먹는다.

가공육을 많이 먹으면 어떻게 될까?

2015년의 국제암연구기관(IARC) 조사에서 **가공육을 많이 먹으면 암 발병 위험성이 증가**한다는 사실이 드러나 햄, 소시지는 '1군(Group 1)' 발암 물질로 분류되었습니다.[96]

일반적인 햄, 소시지에 들어가는 첨가물은 다음과 같습니다.

- 보존료, 방부제, 착색료 등의 인산염
- 조미료로 쓰이는 아미노산
- 발색제(아질산나트륨)

여기에 발암 물질이 포함되어 있습니다.

또한 지방이 많은 가공육은 몸을 산화시킵니다. 첨가물이 포함된 식품을 다량 섭취하면 그렇지 않은 경우에 비해 총사망률(사망 이유와 관계 없이 첨가물이 들어간 식품을 섭취한 사람이 사망한 숫자의 비율)이 올라간다는 연구도 있습니다.[97] 햄, 소시지를 선택할 때는 식품의 영양성분 표시를 보고 **되도록 무첨가 제품을 선택**하도록 합시다.

다만, 일본인의 가공육 소비량은 미국이나 유럽만큼 많지 않기 때문에 소시지를 하루에 한두 개 먹는다고 해서 암에 걸리는 것은 아닙니다. IARC에서 참고한 연구에서는 가공육을 매일 50그램씩 먹으면 대장암의 발병률이 18퍼센트 올라간다는 결과가 나왔습니다.[98]

왜 삶아서 먹을까?

2015년에 WHO에서 햄이나 소시지와 같은 가공육을 삶아서 먹으면
발암 위험성이 줄어든다는 사실을 발표했습니다.
프라이팬이나 그릴에 구우면
위험성이 높아진다는 사실도 보고되었습니다.

40 할 수 있는 것부터 하면 된다

→ 예민하게 반응하지 않는다!
   학교 급식을 믿어보자

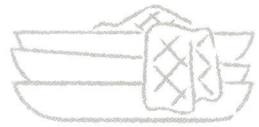

 데이터 · 사실

◆ 식사에 지나치게 예민해지면 스트레스를 받는다.

◆ **학교 급식은 기준에 따라 바람직한 영양량을 고려하고 있다.**

◆ 영양소를 섭취하는 것뿐만 아니라 **다양한 식재료에 친숙해지도록 노력하고 있다.**

 이렇게 먹는다

◆ 학교 급식에서 우유를 마신다면 집에서는 차나 아몬드우유 등을 먹는다.

◆ 면역력이 떨어지기 쉬운 겨울에는 비타민A, C, E 등 항산화력이 높은 영양소에 신경 쓴다.

식사를 제대로 만들어야 한다는 부담감을 느낀다면?

평일에는 급식을 먹으니까 괜찮다고 생각하는 부모님이 많습니다. 실제로 학교 급식은 '일본인의 식사 섭취 기준'에 따라 영양사가 식단을 짜고 있습니다.

물론 급식만으로 충분하다고 할 수는 없습니다. 하지만 바쁜 일상 속에서 완벽한 식사를 준비하려면 부담을 느낄 수밖에 없습니다. 그럴 때는 급식이 있다는 사실을 떠올리고 부담을 조금 내려놓아도 괜찮습니다.

이 책은 '그런 정보는 몰랐다'라는 일이 없도록 최신 정보를 전달합니다. **모든 것을 실천해야 한다는 것은 아닙니다.** 신경 쓰이는 부분, 할 수 있는 부분부터 시작하면 됩니다. 아무쪼록 스트레스는 받지 않길 바랍니다.

비타민A, C, E는 쉽게 섭취 가능하다

비타민A, C, E는 부족한 사람도 많지만
영양제 등을 통해 비교적 보충하기 쉬운 영양소입니다.
비타민A는 기름과 함께 섭취하면 체내 흡수율이 높아집니다.
비타민C는 섭취해도 바로 밖으로 배출되기 때문에 감기에 걸리기
쉬운 시기에는 영양제로 보충하는 것도 고려해 보면 좋습니다.
비타민E도 항산화력이 높으므로
간식으로 아몬드나 땅콩 등을 먹는 것을 추천합니다.

'단것'을 먹는 습관을 되도록 줄인다

유아기부터 단것을 먹는 것이 습관화되면 어른이 되어 담배, 알코올, 마약 등에 대한 의존도가 높아질 수 있습니다. 당의 과다 섭취는 피부(여드름), 뇌(기분장애, 정서장애, 학습능력 저하, 집중력 저하), 소화기(지방간) 등 전신에 영향을 미칩니다. 뇌를 위축시키고 뇌 기능을 저하시킨다는 연구도 보고되었습니다.[99, 100]

우리의 뇌에는 욕구가 충족되면 행복을 느끼는 보상체계가 있습니다. 그래서 당이 들어올 때마다 당의 역치(만족하는 값)가 올라가므로 상한 없이 계속해서 원하게 됩니다. 매일 단것을 먹는 습관이 있다면 먹는 빈도와 양을 줄여 역치를 낮춰야 합니다.

단것을 섭취하지 않으려면 과자 등 당분이 높은 음식을 보지 않고, 사지 않고, 집에 두지 않아야 합니다. 만약 초콜릿이나 아이스크림을 매일 먹는다면 우선은 횟수를 줄입시다. 매일, 3일에 한 번, 1주일에 한 번으로 점점 줄여 나갑니다. 그리고 식품 선반이나 냉장고에 보관하지 않습니다.

간식을 고구마, 단호박, 과일, 견과류, 콩, 마른 오징어, 다시마 초절임 등으로 바꾸거나 공부나 놀이를 통해 보상 체계를 자극하는 것도 하나의 방법입니다.

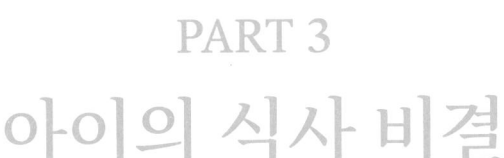

PART 3
아이의 식사 비결

더 알고 싶은
10가지 기본

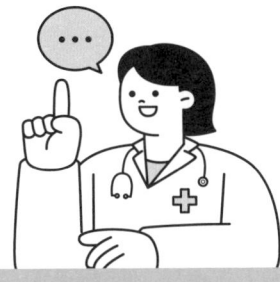

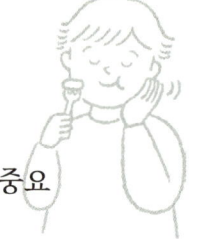

41 싫어하는 식재료라도 8~15번 식탁에 올린다

→ 계속 긍정적인 인상을 심어주는 것이 중요

아이가 먹지 않아도 실망하지 않는다

한 연구에서 아이가 싫어해서 먹지 않는 음식이라도 8~15회 식탁에 올리면 먹을 수 있게 된다는 사실이 밝혀졌습니다.[101] 영양 섭취를 위해 먹이고 싶은 식재료를 **아이가 먹지 않더라도 괜찮습니다.**

아이가 싫어하는 음식을 먹게 되는 포인트는 다음과 같습니다.

- **부모가 음식에 대해 긍정적일 것**
- **부모도 즐겁게 식사할 것**

그 음식이 아이의 몸과 마음에 좋을 것이라고 긍정적으로 생각하는 것이 굉장히 중요합니다. 그리고 **부모가 맛있게 또 즐겁게 먹으면 아이도 결국 먹게 됩니다.**

매일 하는 식사가 '먹는다'와 '먹지 않는다'를 둘러싼 싸움이 되는 것은 너무나 안타깝고 피하고 싶은 일입니다. 먹는 것은 본래 기쁘고 신나는 일이지 괴로운 일이 아니니까요.

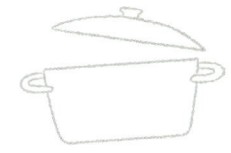

42 아이와 같이 요리한다

→ 아이의 생활력을 키운다

아이가 직접 요리하면 좋을까?

식사를 꼭 직접 만들 필요는 없습니다. 반찬을 사 오거나 냉동식품을 활용해도 전혀 문제가 없습니다.

다만, 즐겁게 요리할 수 있는 환경이 마련되어 있다는 것은 좋은 일입니다. 아이가 어릴 때부터 요리에 참여하여 주체적으로 요리를 한다면 평생의 건강에 큰 도움이 됩니다. 요리 기술을 습득하는 과정을 통해 현명하게 만들고 먹는 방법을 익힌다면 **살아가는 힘이 될 것입니다.**

요리를 잘 못하는 사람보다 요리를 할 수 있는 사람이 대체로 건강하다는 연구도 있습니다(직업으로 요리를 하는 사람은 별개). 썰거나 자르기만 하는 간단한 메뉴라도 좋으니 꼭 아이와 같이 요리해 봅시다.

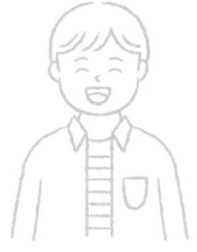

43 반찬을 살 때는 저염식으로 고른다

→ 처음에는 뭔가 부족한 느낌이 들어도
점점 맛있게 느껴진다

시판용 반찬도 염분에 신경 쓰면 괜찮다

일반적으로 편의점에 파는 반찬은 유통의 특성상 **보존을 위해 염분이 약간 많습니다.** 그리고 보존료 같은 것이 들어가는 경우도 많습니다.

백화점 식품관에서 판매하는 반찬은 보존을 위한 첨가물이 많이 들어가지 않습니다. 그렇지만 매장에 따라서는 가격이 비싸지기도 합니다. 백화점 문을 닫기 전에 마감 세일을 노려보는 것도 좋겠네요.

우리는 세포의 리셉터에서 염분을 감지합니다. 평소에 염분이 많은 음식을 먹으면 리셉터가 '우리가 나설 차례다!'라고 인식하여 그 수가 늘어납니다.

그런데 **리셉터가 과도하게 늘어나면 싱거운 것으로는 만족하지 못해 결과적으로 염분을 과다 섭취하게 됩니다.**

하지만 염분을 조금씩 줄여가면 리셉터의 수도 조금씩 줄어듭니다. 그리고 머지않아 싱거운 음식도 맛있다고 느끼게 됩니다.[102]

일본의 경우 식품의 영양성분 표시를 볼 때는 '식염상당량'을 확인하면 됩니다. 2020년의 일본인 식사 섭취 기준을 보면 6~7세는 하루 **4.5그램 미만이 기준**입니다. 성인은 남성 7.5그램 미만, 여성 6.5그램 미만이기 때문에 **어른의 입맛에 맞게 간을 맞추면 과다 섭취가 됩니다.** 되도록 염분의 양을 줄여보도록 합시다.

반찬을 살 때는 '단백질을 섭취할 수 있는가?'의 시점에서 선택한다

동네 반찬가게에서 구입할 때도 간이 싱거운 곳을 이용합니다.

무엇을 살지 망설여진다면 '단백질을 섭취할 수 있는 반찬인가?'라는 시점에서 선택해 보세요. 요리하기 번거롭거나 집에서는 만들기 어려운 것을 선택하는 것도 좋겠죠. 손이 많이 가는 조림이나 샐러드도 구입하면 편리합니다. 특별한 날에는 밥과 생선을 동시에 섭취할 수 있는 초밥으로 DHA와 EPA를 보충해 봅시다.

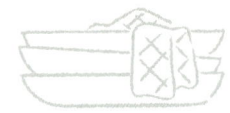

44 농약과 첨가물을 공부하자

→ 정확한 지식으로 안전하게 먹는다

농약은 안전할까?

농약 규제는 나라마다 다릅니다. 일본의 경우 제초제, 살충제 등 농약의 안전성에 대해 농림수산성, 후생노동성, 환경성, 내각부 등 각 기관이 연계하여 독성·안전성 시험을 실시하여 ADI(일일 섭취 허용량)를 정하고 있습니다.

모양과 맛이 좋은 상품을 만드는 것은, 특히 자연환경에 좌우되는 농작물의 경우에 쉽지가 않습니다. 농약을 전혀 사용하지 않는 것만이 정답이라고 할 수 없습니다.

일본에서 **일반적으로 판매되는 식재료는 정해진 기준을 지키고 있습니다.** 그러므로 잔류 농약을 보고 '농약을 사용했으니 인체에 유해하다'라고 생각하지 않아도 됩니다.

그러나 **미국이나 유럽에서 사용되지 않는 제초제, 살충제가 사용되고 있는 것도 사실입니다.** 예를 들어 일본의 딸기 재배에 유럽에서는 사용되지 않는 네오니코티노이드계 농약(살충제)이 사용되고 있다는 사실이 화제가 되기도 했습니다.

　　미국 캘리포니아 대학교 연구팀에서 농약이 사용되는 지역 근처에서 태어난 아이들과 그렇지 않은 지역의 아이들을 비교하였더니 전자에서 자폐증이 더 많았다는 결과가 나왔습니다.[103] 미국에서 농약 때문에 암에 걸렸다며 바이오화학 기업 몬산토를 고소한 재판에서, 원고가 승소했다는 뉴스는 일본에서도 크게 주목받았죠.[104]

　　수입품 규제가 완화되면서 **수입 밀과 콩, 수입 육류에 사용되는 항생제 등도 우려되고 있습니다.**

　　그러나 현재 각국에서는 **여러 가지 저농약, 무농약 방안을 혁신적으로 실천하고 있습니다.** 그러니 일반적으로 유통되고 있는 채소는 과도하게 신경 쓰지 않아도 좋다고 생각합니다.

첨가물은 안전할까?

첨가물의 안전성에 대해서도 국가가 정한 규제가 있습니다. **국가별로 비교를 해보자면 일본보다 미국이나 유럽 쪽이 더 엄격합니다.**

　　한편, 식품에 영양소를 더하는 영양강화(예를 들면, 시리얼에 비타민D를 더하거나 음료에 칼슘을 더하는 것) 역할을 하는 첨가물은 일본보다 해외 여러 나라가 많이 사용하고 있습니다. 그래서 식품에 따라서는 일본이 영양소 부족·결핍을 개선하기 어려운 측면도 있습니다.

유기농식품에 대한 의식은 발전하고 있다?

유기농식품을 선택하는 이유에 대해 물었을 때, 유럽에서는 '지구를 위해'라는 대답이 1위였습니다.[105]

2015년 이탈리아 밀라노에서 열린 엑스포의 주제는 '지구의 음식과 영양'이었습니다. 여기서 유기농 재배(순환형 농업)의 확산이 지구의 건강을 유지하고 기아 대책에도 효과적이라는 유엔 전시관의 호소가 가장 주목받았죠.

한편, 일본에서는 2015년에 제가 일본공중위생학회에서 '유기농식품에 대한 일본 어머니의 의식 조사'라는 연구를 발표했습니다.

'유기농식품을 사는 이유'로 일본인의 대답(복수 응답)은 '안전하니까'가 95퍼센트, '맛있으니까'가 25퍼센트, '친환경이니까'가 10퍼센트였습니다.[105]

일본인은 '음식'에 대한 의식이 높다고 생각하는 사람이 많을지도 모르지만, 절대 그렇게 단언할 수 없는 것이 현실입니다.

우선은 우리의 입으로 들어가는 식품을 누가, 어디서, 어떻게 만드는지 의식하는 것부터 시작하면 좋겠습니다.

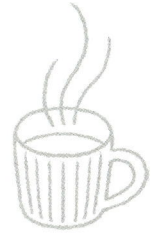

45 먹는 시간을 정한다

→ 저녁 8시 이후에는 식사를 피한다

아무 때나 먹어도 좋다는 것은 아니다

생물체에서는 낮에는 '이화작용(분해와 사용)'이 일어나고 밤에는 '동화작용(축적)'이 일어납니다.

그러니까 **저녁 8시 이후에 먹으면 여분의 칼로리가 체내에 축적되기 때문에 각별히 주의해야 합니다.** 저녁 식사는 저녁 8시까지 끝내도록 합시다.[106]

생체시계는 '음식'으로 조절된다

생체시계라는 말을 들어본 적 있나요? 우리의 몸속에는 다음의 두 가지 시계가 있습니다.

- 뇌에서 작동하는 '중추시계'
- 전신의 세포 말초에서 작동하는 '말초시계'

이 두 가지 생체시계가 서로 정보를 주고받으며 일하고 있습니다.

아침 식사를 하면 하루의 활동 스위치가, 즉 생체시계의 스위치가 켜지기 때문에 아침 식사를 정해진 시간에 하는 것이 중요합니다. 물론 단백질 위주의 아침 식사가 가장 좋습니다.[107,108]

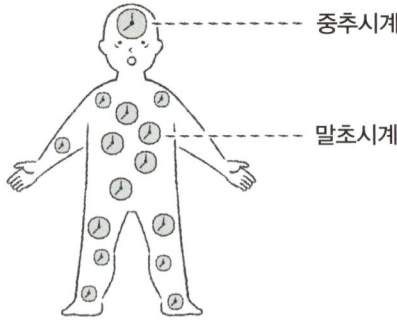

중추시계 / 말초시계

중추시계

말초시계

아침 식사를 거르면 생체시계의 리듬이 망가져 쉽게 컨디션이 나빠진다는 연구 결과가 있습니다.

그리고 고지방식을 계속하다 보면 생체시계의 시간이 길어집니다. 그러면 하루 리듬이 24시간보다 길어져 몸의 생체 리듬이 실제 시계·시간과 어긋납니다. 이것은 매우 불리하고 불편한 것으로, 우리의 일상이 점점 사회와 어긋나게 됩니다.

규칙적으로 하루 세끼를 꼬박꼬박 먹으면 생체시계가 정확하게 움직여 뇌를 포함한 신체 기능에도 좋은 영향을 끼칩니다.[109]

46 다른 활동을 하면서 식사하지 않는다

→ 발달이나 안전성의 관점에서도 좋지 않다

뭔가를 보거나 걸어다니며 먹는 아이, 괜찮을까?

TV를 보면서 식사를 하면 비만의 위험성이 높아진다는 연구 결과가 있습니다.[110]

나이와 관계없이 가능하면 TV나 컴퓨터 모니터 화면 등을 끈 상태에서 식사하는 것이 바람직합니다. **음식의 색깔과 모양을 보고, 냄새를 맡고, 입에 넣었을 때의 식감을 느끼며 식사를 합시다.** 나아가 같이 식사하는 사람과 이야기를 나누며 먹는 것이 이상적입니다.

걸으면서 먹는 것도 좋지 않습니다. 예의의 문제 이전에 질식의 위험이 높아집니다.[111]

뛰어다니며 먹거나 너무 많은 양을 입에 넣는 등 식사에 집중하지 않다가 아이가 목숨을 잃은 사례도 있습니다.

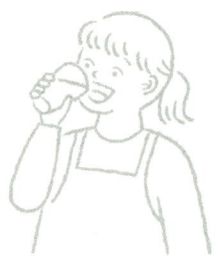

47 '혼밥'은 가능한 한 피한다
→ 여럿이 하는 식사가 좋다

아이가 혼자 밥을 먹어도 괜찮다?

식사 시간에 아이 혼자서 밥을 먹는 가정도 많을 것입니다. 저희 병원의 환자 중에도 그런 가정이 꽤 있습니다. 각자의 사정이 있기 때문에 어쩔 수 없는 부분도 있겠지만, 되도록 혼자 먹게 하지 않도록 노력해 봅시다.

혼자 밥을 먹는 사람과 여럿이 식탁에 둘러앉은 사람은 식사의 균형, 채소 섭취량, 전체적인 건강, 텔로미어 길이(염색체 끝부분. 길면 오래 산다) 등 **여러 부분에서 차이가 난다는 사실이 연구로 밝혀졌습니다.**[112]

이 '혼밥'의 문제는 개별 가정이 아닌 사회 전체의 문제로 바라봐야 합니다. 여러 가지 사정으로 아이를 혼자 둘 수밖에 없는 집이 있다는 사실을 잊지 말고 각자가 할 수 있는 형태로 보완해 나갔으면 좋겠습니다.

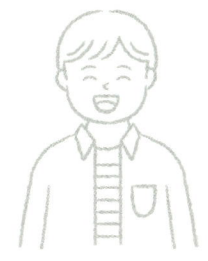

48 간식은 먹을 만큼 담는다

→ 먹는 양은 부모가 관리한다

간식을 너무 많이 먹는다면?

기본적으로 어른이 식사 관리를 해야 합니다. 아이는 무엇을, 어느 정도로 먹어야 맞는지 판단할 수 없습니다.

간식은 먹어도 되는 양만 그릇에 미리 담아두면 좋습니다. 수고스럽겠지만, 아이가 좋아하는 캐릭터 접시에 담거나 접시 밑에 까는 귀여운 장식용 종이를 사용하면 기분도 좋아지니 추천합니다.

간식이라도 너무 많이 먹으면 위가 확장되어 배부름이 잘 느껴지지 않아 비만으로 이어집니다. 식사 전에는 스낵 과자나 단것을 먹지 않는다고 1세 때부터 정해두고 가족 모두가 실천해야 합니다. 이렇게 하면 아이가 성장하여 혼자 살기 시작해도 식사 전에 단것을 먹지 않습니다. 어릴 때부터 습관을 들여두면 평생 건강이 됩니다.

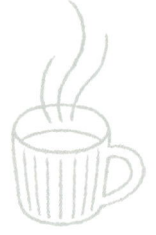

49 이유식은 생후 5~6개월부터

→ 단백질이 부족하지 않도록 주의한다

이유식을 시작하면 질식 사고에 주의한다

2021년 WHO의 지침에 의하면 생후 6개월까지는 모유, 생후 6개월부터 신속히 이유식을 시작하도록 권장하고 있습니다.

생후 5~6개월에 이유식을 시작한 후에는 식품에 의한 질식 사고가 의외로 많습니다. 그래서 일본 소아과학회는 질식 사고를 조심하도록 주의를 환기하고 있습니다.

일본에서는 최근 50년 정도, 이유식은 백미 1에 물 10의 비율로 만든 죽으로 시작하는 것이 주류였습니다. 하지만 다른 나라를 보면 오트밀이나 채소부터 시작하는 곳이 많습니다.

일부에서는 아이 주도 이유식(BLW: Baby-Led Weaning)이 주목받고 있습니다. 아이 스스로 언제, 무엇이 먹고 싶은지 결정한다는 콘셉트가 매력적으로 느껴질지 모르겠지만, 영양실조, 영양장애가 되는 사례도 많아 추천하기는 어렵습니다.

알레르기 예방을 위해 단백질을 섭취한다

생후 5~6개월쯤부터 단백질을 입으로 섭취하면 식품 알레르기가 예방된다는 사실이 연구를 통해 밝혀졌습니다.[113]

일본에서는 식품 알레르기를 과도하게 신경 쓰기 때문에 이유식에 단백질을 추가하는 시기를 1세 정도까지 늦추는 사례를 자주 보게 됩니다. 하지만 그렇게 되면 **몸과 뇌의 발달에 필요한 단백질이 부족하여 영양 부족, 더 심해지면 영양실조**가 됩니다. 두부, 잔멸치, 완숙 달걀 노른자 같은 단백질을 신중하게 또 꾸준히 공급하도록 합시다.

이때는 관찰·기록용으로 스마트폰의 이유식 기록 앱과 사진 등을 활용하면 좋습니다. 다양한 이유식 기록 앱이 출시되어 월령별 식재료 체크나 먹은 식재료 기록은 물론 싫어하거나 알레르기 반응이 나타난 식재료도 기록할 수 있습니다. 자신의 취향에 맞고 쓰기 편한 것을 이용하면 됩니다.

모유? 분유?

모유에는 매우 귀중한 면역 성분이 들어 있습니다.
모유 연구가 발전하여 분유의 성분이 모유에 가까워지고 있지만,
아직 모유에만 들어 있는 성분이 있습니다.
그래서 가능하면 생후 6개월까지는 모유를 먹이는 것을 추천합니다.
한편 모유에는 적지만, 분유에는 들어 있는 성분도 있습니다.
모유에 부족한 철분, 비타민D 등을
분유로 보충하는 것도 좋습니다.

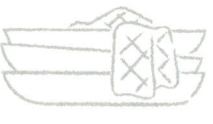

50 어린이용 영양제를 적극적으로 활용한다

→ 식사만으로 완벽을 추구하려고 하지 않는다

식사만으로 충분하면 좋겠지만, 현실은?

미국이나 유럽의 영양제 역사와 비교하면 일본의 영양제 역사는 짧고 아직도 많은 부모가 식사로 영양분을 채우고 싶어 합니다.

그런데 현실은 다릅니다.

- 식재료 자체에 함유된 비타민과 미네랄 양이 전보다 확실히 줄어들고 있다
- 식사만으로 심신의 건강을 유지·증진할 만큼 영양소를 섭취하는 것이 실제로는 어렵다
- 대부분의 가정에서 균형 잡힌 식사가 불가능에 가깝다

이런 사실을 인식하고 어릴 때부터라도 영양을 보충하기 위해 영양제를 활용해도 좋다고 생각합니다.

어떤 영양제가 안전할까?

인터넷에는 대용량 영양제가 저렴하게 판매되고 있지만 주의가 필요합니다. 질이 좋지 않은 제품도 많고 간 장애 등으로 몸이 망가진 경우도 실제로 있기 때문입니다.

아이의 영양제는 가능하면 신뢰할 수 있는 의사와 상담해 보고 선택하길 바랍니다. 신뢰하는 의사가 영양제는 먹지 않아도 괜찮다고 한다면 의사의 의견을 존중하여 먹이지 않는다는 방침을 정해두는 것도 좋습니다.

상담할 수 있는 의사가 근처에 없는 경우는 **누구나 들어본 적 있는 제약회사나 대기업의 제품을 선택**하는 것도 하나의 방법입니다.

저희 병원에서는 혈액검사를 진행하여 영양 상태를 확인합니다. 시중에 판매 중인 한 제조업체의 영양제를 4개월간 섭취한 환자를 검사했더니 보충되었어야 할 영양소의 수치가 올라가지 않았던 경우도 몇 번이나 있었습니다.

영양제 섭취가 불안하다면 시판되는 영유아용 영양강화 과자(철분과 칼슘이 강화된 웨하스 등), 비타민D를 강화한 우유, 달지 않은 시리얼과 같은 것부터 시도해 봅시다.

'한방약'은 아이들에게도 효과가 있다

저희 병원에서는 한방약을 자주 처방합니다. 한방은 '전체를 본다'는 생각으로 행해집니다. 서양약은 A라는 질병에는 A라는 약을 처방하는 일대일 대응이 많지만, 한방약은 환자의 체질과 유형 등 전체를 진찰하고 약을 선택합니다.

한방약은 체질 개선을 위한 것, 바로 듣지 않고 몇 개월간 지속해야 하는 것이라고 생각하는 사람도 많습니다. 그렇지만 발병 초기에 사용하여 바로 효과를 볼 수 있는 것도 있습니다. 그리고 아기의 밤 울음, 유아의 구토, 설사, 발열, 초등학생의 불안증, 야뇨증 등 다방면으로 효과적인 한방약도 많습니다. '갈근탕' 등은 약국 등에서 판매되지만, 의사가 처방하는 것과는 농도가 다릅니다. 여기서는 어린아이에게도 좋은 한방약을 몇 가지 소개하겠습니다. 다만, 증상보다는 아이의 체력, 체질, 유형에 따라 선택하기 때문에 참고만 하시길 바랍니다.

마른기침에 효과가 있다	맥문동탕
콧물에 효과가 있다	소청룡탕
설사와 구토에 효과가 있다	오령산
변비에 효과가 있다	마자인환

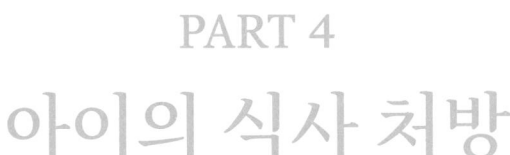

PART 4
아이의 식사 처방

고민별 솔루션 9

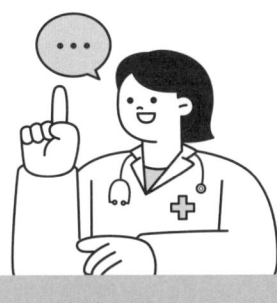

불안감이 강하고 문제행동을 한다

초등학교 6학년 남자아이는 식품 알레르기가 있어 어릴 때부터 먹을 수 있는 것이 제한적이었다. 수업 중에 소리를 질러 선생님에게 주의를 받고 친구들과도 멀어졌다. 본인은 친구들이 '이상한 짓'을 하는 바람에 불안해져 크게 소리를 질렀다.

답변

혈액검사 결과를 통해 철분과 아연 결핍, 단백질 부족이라는 사실을 알게 되었다. 철분과 아연을 처방하고 식사 지도를 통해 무첨가 프로틴 파우더를 추가하도록 지시했다.

경과

처방약을 복용한 지 2주가 지나자 교실에서 소리를 지르지 않고 안정을 되찾기 시작했다. 반년 동안 결핍된 영양소를 보충하고 채혈로 추적 검사를 실시하자 순조롭게 결핍이 해결되고 정상 범위 안에서 가장 좋은 수준까지 개선되었다. 공부에 대한 의욕도 커져 성적도 향상되었다.

철분과 아연 결핍으로 정서 불안이 생긴다

아이에게 문제가 생기거나 아이의 컨디션이 좋지 않으면 괴로워집니다. 여기서는 실제로 제가 일하는 병원에서 자주 상담하는 고민을 중심으로 해결책을 소개하겠습니다.

철분 부족·결핍만으로도 **짜증을 내거나 금방 화를 내는 등의 정서장애가 생기고 폭력적·공격적으로 변할 수 있습니다.**

그리고 아연이 부족하거나 결핍되어도 **기분이 가라앉고 집중하기 어려울 수 있습니다.**

철분 결핍으로 **철분 결핍성 빈혈**이 생길 수도 있다는 사실은 많은 사람이 알고 있지만, **아연 결핍성 빈혈**도 있습니다. 이것은 흔히 볼 수 있는 증상으로 철분이 부족하지 않아도 아연이 결핍되면 생기는 빈혈입니다. 심지어 **비타민결핍성 빈혈**이라는 증상도 있습니다.

혈중 아연 수치가 정상 범위 안이어도 실제로는 부족한 경우가 많기 때문에 가장 좋은 수치까지 올리는 편이 좋습니다.

참고로 의학의 세계에서 부족과 결핍은 다음과 같은 차이가 있기 때문에 구분해서 사용합니다. 정상 범위 내라고 해도 겨우 정상 범위에 들어갔다면 주의가 필요합니다.

- 부족=혈액검사 수치에서 정상 범위 안이지만 기능하기는 부족한 상태
- 결핍=혈액검사 수치에서 정상 범위를 밑도는 상태

철분과 아연이 모두 결핍된 빈혈은 신체 증상뿐만 아니라 뇌신경의 작용에도 영향을 줍니다. 그렇기 때문에 한쪽 증상만 있는 경우보다 상황이 더 심각해집니다.[114]

양쪽 다 부족하면 불안감이 더 커진다

철분과 아연, 한쪽만 부족하거나 결핍되어도 불안감이 커집니다. 그러니 양쪽 다 부족하거나 결핍되면 더 강한 불안감이 찾아옵니다.

철분 부족·결핍이 되면 기억과 고차 기능을 담당하는 해마의 기능 저하, 뇌의 정보처리 속도 저하, 기력 저하, 학습 장애, 아침에 잘 일어나지 못하고 학교에 가기 힘든 증상이 나타나는 '기립 조절 장애'의 위험성이 커집니다.

신체적으로는 어지러움, 잦은 피로감, 호흡 곤란 등이 생기고, 어렸을 때는 자각하기 어렵지만 눈에 보이지 않는 뇌도 영향을 받습니다.

아연 부족·결핍으로 생기는 증상으로는 피부염, 구내염, 면역력 저하, 성장장애 등이 있습니다. 뇌에서는 우울증, 기억력 저하 등에 관여

합니다. 원래 아연이 뇌에서 기억을 관장하는 해마와 대뇌피질에 많이 존재하기 때문입니다.

철분이 부족한 상황에서 아연도 부족해지면 **여러 증상이 더 나타납니다.** 면역력 저하는 물론 정신적으로 우울증, 불안신경증, 틱 등이 생길 수 있습니다.

틱에 대한 고민 때문에 저희 병원을 찾는 부모와 자녀도 많습니다. 혈액검사를 통해 철분과 아연 처방(그 밖에 부족하거나 결핍된 것이 있다면 그것도 반드시 보충)을 하면 어려움은 있겠지만 대부분 서서히 개선됩니다.

자폐증, ADHD, 발달장애 아이는 특히 철분·아연 결핍을 주의하자

저희 병원에는 발달장애가 있는 아이도 자주 방문합니다. 생후 0세부터 17세 혹은 성인 ADHD 증상이 있는 사람까지 내원합니다. 가벼운 증상부터 심각한 증상까지 증상도 다양합니다.

이 경우 거의 100퍼센트 철분과 아연이 부족하거나 결핍되어 있습니다. 발달장애가 있으면 더 쉽게 부족·결핍이 나타난다는 연구가 있기 때문에 특히 주의가 필요합니다.

자폐증이 있는 아이가 짜증이 유독 심한 경우도 철분과 아연을 처방하여 보충해 주면 수개월 후에는 짜증을 내는 횟수가 현저히 줄어드는 경우가 많았습니다.

　또 발달장애가 아닌 아이가 항상 "짜증 나"라는 말을 입에 달고 다닌 다 하여 철분과 아연을 처방했더니 차분한 성격으로 돌아왔습니다.

철분과 아연으로 성적 상승

철분과 아연 보충으로 학교 성적이 좋아졌다는 연구 결과도 있습니다.
실제로 저희 병원을 찾는 아이들은 식사 지도와 영양요법 후에
공부할 때의 자세가 변했습니다.
입시에 대해 크게 생각하지 않았던 아이가
적극적으로 진학 상담을 신청하기도 합니다.

친구들과 자꾸 문제가 생긴다

고민

초등학교 2학년 남자아이는 유치원 때부터 친구들과 문제가 생겨 몇 번이나 선생님과 상담을 했다. 아이 말로는 자기가 그만하라고 해도 친구가 몇 번이나 어깨를 밀었다고 한다. 아침에는 항상 시간에 쫓겨 밥을 거의 먹지 못했다.

답변

문진과 혈액검사 결과를 통해 단백질이 부족하다는 사실을 알았다. 아침에 달 걀 하나, 프로틴 파우더를 추가한 고단백 요구르트 등 단백질을 80그램 이상 (손가락 포함 손바닥 크기보다 더 많이) 먹도록 했다.

경과

한 달 정도 지나니 다툼이 현저하게 줄어들고 친구도 많이 생겨 즐겁게 학교에 다니게 되었다.

아침에 단백질을 충분히 섭취하면
친구들과의 갈등이 줄어든다

"우리 아이가 금방 화를 내고 짜증을 내서 힘듭니다"라고 말하는 엄마 옆에서 "엄마가 맨날 화내면서…"라고 끼어드는 아이. 이런 모습을 병원에서 자주 보게 됩니다.

PART 1에서도 소개한 것처럼 단백질을 충분히 섭취하면 주위 사람들과의 문제가 줄어든다는 연구가 1990년대부터 나오고 있습니다.[2] 2017년에는 아침에 단백질을 충분히 섭취한 사람일수록 태도가 부드러워진다는 결과가 나왔습니다.[3] 여기서 말하는 '충분히'란 식품에 함유된 단백질 양 기준 35그램입니다. 성인을 대상으로 한 연구라고는 하지만, 꽤 많은 양입니다.

다음은 독일의 대학생을 대상으로 한 연구입니다. 같은 칼로리의 아침 식사를 탄수화물을 많이 먹는 그룹과 단백질을 많이 먹는 그룹으로 나눠서 '최후통첩 게임'을 실시했더니 '탄수화물을 많이 먹는 그룹'이 상대방의 제안을 거절하는 경향이 크고, '단백질을 많이 먹는 그룹'이 상대방의 제안을 잘 받아들인다는 결과가 나왔습니다.

이 게임은 행동경제학과 게임이론 연구에 나오는 방법론입니다.

내용은 다음과 같습니다.

- 제안자 A가 목돈을 맡는다
- 그중 얼마를 응답자 B에게 줄지 제안한다
- 금액은 A가 마음대로 정할 수 있다
- B가 그 금액을 받아들이면 양쪽 모두 그 돈을 가져갈 수 있다
- B가 거절하면 둘 다 빈손으로 돌아가게 된다

예를 들어 제안자 A가 '10만 엔 중 1만 엔을 당신(응답자 B)에게 주겠습니다'라고 제안한다고 해봅시다. B가 그 제안을 거절하면 받을 수 있는 돈이 없지만, 받아들이면 1만 엔을 받을 수 있습니다.

만약 여러분이라면 이 제안을 받아들이겠습니까? 받지 못하는 것보다는 1만 엔이라도 받는 것이 이득이라고 생각해서 제안을 받아들일까요?

실제로 이 게임을 해보면 거절하는 사람이 높은 확률로 더 많습니다. **응답자는 '내가 이렇게 적게 받는데 상대방이 많이 받는 것은 불공평해'**라고 느끼고 제안자가 이득을 보지 못하도록, 그러니까 상대방에게 '징벌'을 내리고 싶다는 감정으로 거절합니다. 공정성에 대한 감각, 이타적인 마음 등을 반영하여 관용적인 마음을 가지고 타자를 받아들이고자 하는 사람일수록 거절하지 않고, 상대방을 벌하고자 하는 사람일수록 거절한다고 합니다.

단백질과 기분·정서는 밀접한 관련이 있습니다.

이 연구는 음식(탄수화물, 단백질, 지질, 비타민, 미네랄 등)에 따라 사회적 행동, 인간관계에 관련된 행동이 변하는 것에 주목하고 있습니다.

약 20년 전의 식사와 정서에 관한 연구에서는 혈당이 떨어지면 우울해지고 짜증이 난다는 사실이 주목받았습니다. 단것을 먹으면 그 순간은 행복감을 느끼지만, 그 후에 인슐린이 분비되면서 혈당이 급격히 떨어져 피로감, 무기력, 졸음, 짜증과 같은 증상이 생깁니다.

하지만 지금은 단순히 혈당의 문제가 아니라 단백질을 구성하는 아미노산이 우리의 뇌내 호르몬의 원재료이기 때문에 단백질과 기분·정서의 관련성도 연구되고 있습니다.

그래서 연구자들은 아침의 영양성분, 양, 내용이 사회적인 의사결정을 좌우한다는 결론을 내렸습니다. 혈당 수치뿐만 아니라 타이로신, 트립토판 등 아미노산의 변화를 혈액검사에서 조사했기 때문에 **식사 내용과 반사회적 행동이 밀접한 관련이 있을 수 있다**는 가능성을 제시했습니다.

단백질이 부족하면 상처가 잘 낫지 않는다

피부, 머리카락, 손발톱 등은 단백질입니다. 그래서 단백질 섭취가 부족하면 상태가 나빠지는 것은 자연스러운 일입니다. 손발톱이 부러지거나 머리카락이 푸석해지기도 합니다. 상처가 잘 낫지 않는 환자는 혈액검사에서도 단백질 양이 부족하게 나옵니다. 일본인의 단백질 섭취량은 1950년쯤부터 고도경제성장과 함께 증가했습니다. 그 후 1990년대 중반 이후부터 감소하기 시작하여 최근에는 1950년쯤과 비슷한 수준입니다. 이런 경향은 10대에서도 나타납니다. 때문에 기존의 기준보다 더 많은 양을 섭취해야 한다는 연구 보고도 나왔습니다. 실제로 병원 진료실에서 심신의 건강이 나빠진 아이들을 보면 단백질이 부족한 경우가 많고 심각한 상황임을 느낍니다.

피부가 약해서 걱정이다

고민

초등학교 5학년 여자아이가 어릴 때 아토피 피부염으로 진단받고 스테로이드를 포함한 여러 가지 연고를 항상 바르고 있었다. 전체적으로 피부가 건조하고 가끔 팔꿈치와 무릎 등이 굉장히 가렵다. 피부가 약하기 때문에 항상 선크림을 발라주고, 햇빛은 최대한 피하게 한다.

답변

혈액검사 결과를 통해 아연과 비타민 D 결핍이라는 사실을 알게 되었다. 아연을 처방하고 안전하고 효과가 있는 적당한 비타민 D 영양제를 추천하고 식사지도를 했다.

경과

처방한 지 한 달이 지난 후, 피부에 큰 변화는 느끼지 못했지만 스테로이드를 바르는 횟수가 줄었다. 땀이 나면 가려운 증상은 아직 남아 있다. 여름에는 냉방 때문에 건조함과 땀으로 악화되기 쉽지만, 두 달 넘게 아연과 비타민 D를 꾸준히 먹어주니 조금씩 진정되고 있다.

아연과 비타민 D 결핍은 피부 트러블의 원인

의사용 '아연결핍증 진료 지침'에도 진료 기준 항목에 피부염이 가장 먼저 나올 정도로 **피부 트러블과 아연은 밀접한 관련**이 있습니다. 피부 상태가 좀처럼 개선되지 않는다면 아연 부족을 의심해 봅시다.

그리고 비타민D의 리셉터는 전신의 거의 모든 세포에 있습니다. 그래서 피부에도 비타민D가 필수적인 영양소라는 사실이 밝혀졌습니다.[115]

원래 인간이 필요로 하는 비타민D의 약 80퍼센트는 직접 햇볕을 쬐면 만들어집니다. 하지만 현대인은 대부분 햇볕을 피하며 생활합니다. 적도보다 북쪽(남반구의 경우는 남쪽)에 살고 있다면 그만큼 적외선도 약해지기 때문에 만들어지는 비타민D도 줄어듭니다.

손발톱이 약한 것도
아연과 비타민 D 결핍 때문

손발톱이 굉장히 약해서 잘 부러지거나 휘어진다면 아연과 비타민D가 부족한 경우가 많습니다. 아연과 비타민D를 보충하고 3개월 정도 지나면 손발톱이 확실히 전보다 튼튼해집니다.

비타민D가 부족하거나 결핍되면 미네랄을 체내에서 잘 활용할 수 없습니다. 예를 들면, 칼슘이 충분해도 비타민D가 부족하다면 칼슘을 활용하기가 어렵습니다.

이란의 아동 300명을 대상으로 조사한 연구에서 비타민D가 부족한 아이는 아연도 부족하다는 확실한 상관관계가 나타났습니다.[116]

건선도 비타민 D와 관련이 있다

'건선'이라는 피부질환이 있습니다. 건선이 생기면 피부 표면 가까이 있는 각화세포 층에서 비정상적으로 빠른 주기로 세포가 늘어나 피부가 두껍고 거칠어집니다. 그 후에 곧 벗겨져 비늘처럼 되기도 하고 비듬처럼 되기도 합니다.

이것도 비타민D와 밀접한 관련이 있다는 연구가 많습니다. **비타민D는 약으로 복용하는 것이 가장 좋습니다.** 외용약인 비타민D 연고도 있지만, 고칼슘혈증으로 인한 경련 등의 부작용이 있을 수 있으므로 주의해야 합니다. 그 밖에 **여드름이 비타민D와 아연과 관련이 있음**을 보여주는 연구문헌도 굉장히 많습니다.

모든 고민의 해결책은 아니지만 비타민D와 아연으로 해결할 수 있는 부분이 꽤 많은 것 같습니다. 그리고 목적이 피부 트러블 해결이었다고 해도 비타민D 복용으로 아침에 잘 일어나거나 기분이 안정되는 등의 기분 좋은 컨디션이 따라오기도 합니다.

피부가 건조해서 자꾸 긁는다

고민

초등학교 1학년 여자아이가 항상 자기 몸 여기저기를 긁고 있다. 전신이 건조하여 만져도 촉촉하지 않다.

답변

시진과 촉진으로 전신에서 건조함을 확인했고, 혈액검사에서 DHA, EPA, 아연, 비타민D의 수치가 낮다는 사실도 확인했다. 피부 보습·보호를 위한 두 종류의 외용약을 처방하고 생선, 특히 등푸른생선을 되도록 매일 먹도록 권했다. 갑자기 생선을 매일 먹기는 어렵기 때문에 영양제로 된 DHA, EPA 오일을 미소된장국 등에 섞어 600밀리그램 정도 섭취하도록 했다.

경과

처방한 지 3개월이 지난 후 재진에서는 피부 건조가 개선되었다. DHA, EPA 오일과 외용약을 꾸준히 사용했고, 다시 3개월이 지난 후에는 피부가 굉장히 부드러워졌다.

DHA, EPA 등 오메가3의 부족·결핍은
피부 건조 및 염증과 관련이 있다

바로 앞에서 소개한 고민과 비슷하지만, 이번에는 피부 건조를 중점적으로 보겠습니다.

피부 건조는 피부 장벽이 무너진 상태이기 때문에 알레르겐이나 병원체 등이 피부를 통해 몸 안으로 들어오기 쉬워집니다. 또한 **건조를 방치하면 알레르기가 생기거나 몸 상태가 악화되기 쉽습니다.** 제대로 된 대책을 세워야 합니다.

이번 사례에서는 혈액검사에서 DHA, EPA 수치가 낮다는 사실을 알게 되었습니다. DHA, EPA는 등푸른생선에 함유된 오메가3 지방산입니다. 챕터 15, 16에서도 말했지만, 오메가3 지방산은 심신에 좋은 영향을 끼칩니다. 당연히 피부 보습에도 효과가 뛰어나 부족하거나 결핍되면 피부 건조나 염증의 원인이 됩니다.[117]

DHA, EPA를 충분히 섭취하여 몸 안에서부터 피부 건조를 개선해 나갑시다.

아토피 피부염과 건성 피부

아토피 피부염은 가려움과 염증이 특징으로 그 원인 중 하나가 피부 건조입니다. 아기 때부터 피부가 건조하면 피부 장벽이 쉽게 무너집니다.

그러면 약해진 피부를 통해 알레르겐과 병원체가 쉽게 유입되어 아토피 피부염이나 알레르기가 생길 수 있습니다.

피부가 건조하다면 의사에게 보습제를 처방받아 매일 충분히 발라줍니다.

바를 때 포인트는 다음과 같습니다.

- 몸을 청결한 상태로 유지한다
- 목욕 후 3분 이내에 바른다
- 휴지가 달라붙을 정도로 충분히 바른다
- 박박 문지르지 말고 손바닥으로 부드럽게 흡수시킨다

보습과 보호, 두 단계로 바르자

피부 건조는 몸 외부에서 접근하는 방법도 당연히 필요합니다.

피부가 건조할 때는 '**피부 보습**'을 위한 보습제와 '**피부 보호**'를 위한 **보호제** 두 가지를 덧바르는 것이 좋다는 연구 결과가 있습니다. 보습제로 건조한 부분을 보습해 주고, 건조해지지 않도록 막을 만들어주는 보호용 외용약을 바릅니다.

보습제로는 헤파린 유사물질 계열을 처방하는 경우가 많고, 보호제로는 백색 바셀린 계열이 대부분입니다.

시중에 판매되는 보습제로는 세라마이드 성분이 들어간 것도 좋지만, 가격이 약간 비쌉니다. 참고로 세라마이드 성분은 의료기관에서 처방이 불가능합니다.

건조한 피부와 비타민D의 부족·결핍은 확실히 관련이 있습니다. 비타민D 영양제 섭취도 건강한 피부를 위해 잊지 맙시다!

설사를 하고 식욕도 불안정하다

고민

초등학교 2학년 남자아이가 전날 저녁을 먹은 후부터 배가 아파서 몇 번이나 화장실에 갔다. 밤에는 잠을 잔 듯하지만, 아침에 다시 설사를 했다. 아침은 평소에 먹는 양의 반도 먹지 못했지만, 수분은 섭취할 수 있어서 보리차를 마시게 했다.

답변

설사를 할 때는 탈수 예방이 중요하다. 물, 보리차, 연한 이온음료, 경구수액 등으로 틈틈이 수분을 보충해 준다. 식사는 죽만 주지 말고 달걀, 삶은 잔멸치, 가쓰오부시, 빻은 참깨 등 영양소가 듬뿍 든 식재료를 꼭 먹이도록 지도했다. 정장제와 설사에 듣는 한방약도 같이 처방했다.

경과

지도한 대로 수분을 충분히 섭취하고 죽과 함께 달걀, 잔멸치, 가쓰오부시, 빻은 참깨 등을 먹인 결과, 이틀 정도 지나니 설사가 개선됐다.

설사의 원인은 하나가 아니다

급성 설사는 부드럽거나 묽은 변이 빈번하게 배출되는 상태로 복통, 식욕부진, 메스꺼움, 구토를 동반하기도 하고 10일에서 2주 이내에 가라앉습니다. 원인은 식중독, 감염성 위장염인 경우가 많습니다. **배변 횟수가 하루에 2번 이하가 되면** 학교에 가도 괜찮습니다.

그리고 항생제를 복용하여 **알레르기 증상으로 설사**를 하는 경우도 있습니다. 의사에게 항생제를 처방받으면 항생제로부터 장을 보호하는 정장제도 함께 처방받도록 합시다.

반드시 수분을 보충할 것

설사를 하게 되면 탈수 증상이 생기는 것을 막아야 합니다. 이때는 물이나 경구수액을 마십니다. 배가 부글부글 끓어서 수분 보충을 싫어하는 아이도 있지만, **소량이라도 좋으니 틈틈이 마시게 하는 것**이 중요합니다.

그리고 식사는 소화가 잘되는 간단한 죽에 영양 보충이 되는 식재료를 더합니다. 몸이 약해졌을 때일수록 영양이 필요합니다. 달걀이나 잔멸치 등 단백질을 중심으로 선택하여 어려운 시기를 이겨낼 수 있는 몸을 만들어줍니다.

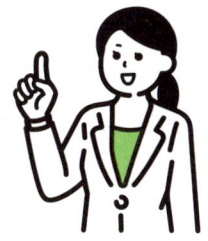

일단은 수분 공급!

설사와 변비를 반복하는 경우는 의사에게 상담을

설사와 변비가 반복되고 복통도 자주 있는 상태가 2주 이상 지속된다면 의사에게 상담을 받습니다. 환경이나 심리적인 요인이 있을 수도 있습니다.

스트레스 등 정신적·심리적 원인으로 설사와 변비가 반복되는 과민성 대장 증후군(IBS)인 경우는 한방과 식사요법에 인지행동치료를 병행하면 서서히 개선되는 경우가 많습니다.

설사로 인해 엉덩이 피부가 아프다면?

설사가 지속되면 아기만 엉덩이 피부가 트고 빨개지는 것이 아닙니다.
성인도 마찬가지입니다. 기본은 청결을 유지하는 것입니다.
배변할 때마다 온수세정 기능을 사용하여 부드럽게 씻어내는 것이
좋습니다. 외용약은 아연화연고가 잘 듣습니다.
의사에게 처방받는 것이 가장 좋지만, 약국에서 판매하는 약을
찾는다면 폴리베이비 연고를 추천합니다.

변비 때문에 힘들어한다

고민

아기 때부터 변비로 고생한 여자아이가 초등학교 입학 후 환경의 변화 등으로 증상이 더 심해졌다. 음식을 적게 먹어 말랐고 채소와 수분 섭취량도 많지 않다. 아침을 먹고 나면 복통으로 학교도 제시간에 겨우 도착하고, 배변 시에는 엉덩이가 아프다고 한다.

답변

수분 섭취량을 더 늘리도록 지도했다. 그리고 운동 부족이 아닌지 확인했다. 우엉, 통잡곡, 해조류 등의 식이섬유를 많이 섭취하도록 하고, 정장제(프로바이오틱스)와 한방약을 처방했다.

경과

정장제와 한방약을 처방하고 며칠이 지나니 변의 굳기가 개선되었다. 초등학교 1학년에게 수분 섭취, 운동습관, 식사를 갑자기 바꾸는 것이 쉬운 일이 아니지만, 가족의 협조로 조금씩 좋아지고 있다.

변비 대책의 기본은
수분, 운동, 식이섬유

변비 대책의 기본은 다음의 세 가지입니다.

● **수분** ● **운동** ● **식이섬유**

일단은 이 세 가지가 부족하지 않은지 확인하고 부족하다면 보충합니다.

6세라면 하루에 1.5~2리터의 수분을 식사와 음료를 통해 섭취해야 합니다. 아이는 스스로 목이 마르다고 자각하지 못하는 경우가 많기 때문에 쉬는 시간마다 세 모금 정도 마시는 습관을 들이는 것도 좋습니다.

우리 몸에서는 장의 연동운동으로 먹은 음식의 찌꺼기가 움직여 변으로 배출됩니다. 몸을 움직이면 장을 자극하여 연동운동으로 이어지기 때문에 운동 부족은 변비의 원인이 됩니다.

그리고 **음식물의 양과 무게**도 변비 대책에서 굉장히 중요합니다. 소식을 하면 장에 자극이 너무 적어 장이 움직이지 않아 변비가 되는 경우도 많습니다.

식이섬유 섭취를 위해 잡곡이나 우엉 같은 뿌리채소, 해조류 등을 매일 먹는지 확인합니다. 해조류 중에서는 맛김을 좋아하는 아이도 많죠.

일본에서는 어른, 아이 할 것 없이 매일 섭취해야 하는 식이섬유의 양이 대부분 부족합니다. 항상 의식적으로 섭취하도록 합시다.

변비 치료는 의사에게 상담을

수분, 운동, 식이섬유를 다시 체크하면서 정장제(프로바이오틱스)를 먹는 것도 중요합니다. 좀처럼 개선되지 않는다면 의사와 상담하여 처방받도록 합니다.

일반적으로 보험으로 소아에게 처방되는 변비약으로는 정장제(프로바이오틱스)와 한방약 이외에 락툴로오즈 제제와 폴리에틸렌글리콜 제제가 있습니다. 체내에 거의 흡수되지 않기 때문에 **장기 복용을 해도 부모 입장에서는 부담감이 없습니다.**

식사 시간을 규칙적으로

식사 시간은 우리의 장내 세균에 매우 큰 영향을 끼칩니다. 여름방학, 연말연시, 여행 등으로 식사 시간이 달라지기 쉬울 때도 가능한 한 같은 시간에 먹으면 좋습니다. 특히 최근의 초등학생, 중학생은 학원에서 집에 오는 시간이 늦춰져 저녁 식사 시간이 굉장히 늦는 경우가 많습니다. 이렇게 되면 장내 세균총이 손상되어 뇌에도 영향을 주기 때문에 대책을 세워야 합니다.

감기 기운이 있고 열도 난다

고민

초등학교 4학년 남자아이. 전날부터 열이 38.8도였다. 이틀 전부터 목이 아팠다. 기침은 없고 콧물이 아침부터 났다. 머리, 무릎 관절, 등도 아프다. 설사는 하지 않는다.

답변

유행성 전염병이 의심되어 검사를 했다. 열과 관절 통증에는 해열진통제를 처방했다. 콧물을 멈추는 약은 아니지만, 감기 증상 전반에 효과가 있는 한방약을 처방했다. 인후통에도 한방약을 처방했다. 만약 기침이 난다면 꿀(12개월 이상의 아동에게만 처방)을 조금씩 핥으라고 했다. 물, 보리차 등 수분 섭취를 권장했다. 식욕은 떨어지지 않았기 때문에 면역력 강화를 위해 비타민A를 적극적으로 섭취하고 하루 세 번, 생선과 채소를 중심으로 잘 챙겨 먹도록 했다.

경과

이틀 만에 열이 떨어지고 관절 통증도 사라졌다. 열이 내려간 이틀째에 기침은 났지만, 꿀을 먹으니 증상이 약간 좋아졌다.

감기에 걸렸을 때는 단백질을 충분히 섭취

우리의 몸이 전염병과 싸우기 위해서는 면역세포(백혈구)가 제대로 일해야 합니다. 밥을 제대로 먹지 않고 **단백질이 부족한 아이는 백혈구 수가 비교적 적은 경우**가 많습니다. 백혈구, 질병과 싸우는 항체는 단백질로 만들어집니다. 달걀, 생선, 고기, 콩 제품(낫토, 두부 등) 등으로 단백질을 충분히 섭취하여 신속히 회복하도록 합시다.

국소 면역 강화에는 비타민A가 효과적

병원체가 우리 체내로 들어오는 경로는 콧구멍, 입(식도), 눈 등 외부와 연결되는 '구멍'입니다. 구멍의 끝은 점막으로 덮여 있기 때문에, 점막이 병원체와의 주요 싸움터가 됩니다.

점막에서 병원체와 싸우는 항체 면역글로불린A(IgA)을 만들기 위해 필요한 것이 바로 비타민A입니다. **강력한 항산화력을 가진 비타민A가 병원체에 의한 염증을 국소적으로 억제합니다.**

채소 등 식물에 포함된 베타카로틴이 장에서 비타민A로 변환되어 사용됩니다. 베타카로틴은 장어, 은대구, 치즈, 달걀, 김, 차조기, 몰로키아, 당근, 시금치 등에 함유되어 있습니다.

평소보다 항산화물질을 잘 섭취하라

감기, 독감 등 전염병 증상이 있을 때는 평소보다 염증과 싸우는 항산화물질을 잘 섭취해야 빨리 나을 수 있습니다.

그래서 신선한 생선, 채소와 함께 향신료, 허브처럼 항산화력이 특히 높은 식재료를 섭취하면 좋습니다.

꿀에는 염증 억제 작용이 있다

꿀은 병원에서 처방하는 일반적인 약과 비교해 기침·콧물 등의 증상을 완화하는 데 유의미한 효과가 있다는 연구가 있습니다.[118]

꿀은 항균 작용을 합니다. 항산화 성분인 폴리페놀이 풍부하여 염증을 억제할 뿐만 아니라 영양소도 들어 있습니다. 이런 성분이 종합적으로 효과를 발휘한 것으로 보입니다.

다시 말하지만, **아이에게 주려면 1세 이상이 되어야 합니다.**

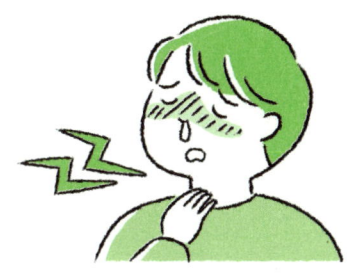

과자와 흰밥만 먹는다

고민

초등학교 1학년 여자아이. 어린이집에 다닐 때부터 편식이 심해 채소와 생선을 잘 먹지 않고 흰밥만 먹는다. 마르고 감기에 잘 걸린다. 급식에도 못 먹는 메뉴가 많아 점심시간을 힘들어한다. 엄마가 여러 가지를 먹이려고 노력하지만 고집이 있어 잘 먹지 않는다. 과자는 잘 먹는다.

답변

식사 내용과 지금까지의 발달 과정에 대해 듣고 혈액검사를 했다. 부족하거나 결핍된 영양소와 한방약을 처방하고 식사 지도를 했다. 잘 못 먹는 식재료라도 계속 식탁에 올리라고 말했다.

경과

한 달 정도 지나니 예전에는 먹지 않던 것도 먹기 시작했다. 두 달 후에는 급식 시간도 싫어하지 않고 먹는 메뉴도 늘었다. 체격도 조금씩 커지고 있다.

심각한 편식이 지속되면 영양장애 위험성이 커진다

극단적인 편식은 자폐아에게서 자주 볼 수 있습니다. **특정한 것을 고집하는 성향이 강하기 때문에 특정 식재료밖에 먹지 않습니다.** 자폐증의 경우, 변화를 싫어하여 특정한 것에 집착하기 쉽습니다.

오랜 기간 흰밥만 먹게 되면 각기병이 생겨 사망하는 경우도 있습니다. 주로 메이지시대에 유행했지만, 흰밥이 아니라 보리밥을 먹은 사람은 보리밥에 함유된 비타민B1 덕분에 각기병에 걸리지 않았습니다.

식사를 즐기자

편식을 고치기 위해 바로 혼내는 부모도 있지만, 식탁은 즐거운 공간으로 만들어야 합니다. 못 먹는 식재료나 메뉴에만 주목하지 말고 '어떻게 하면 즐거운 식탁이 될까?'에 초점을 맞춰봅시다.

이렇게 말해도 어떻게든 편식을 고치고 싶은 부모도 많을 것입니다. 챕터 41에서 소개한 것처럼 편식에 대한 연구를 보면 한 번 아이가 거부·거절한 음식이라도 **8~15번 식탁에 올리면 먹을 수 있게 된다**는 데이터가 있습니다.

그리고 자신이 키운 채소에는 애착이 생겨 먹는 것에 대해 긍정적으로 변합니다. 환경이 허락한다면 베란다 텃밭을 만들어 부모와 아이가 같이 키우고 요리하여 먹는 사이클을 만드는 것이 효과적입니다.

이번 사례에서는 아이가 간식은 단것이나 스낵 과자뿐이라는 생각에서 벗어날 수 있도록 부모에게 부탁했습니다. 간식으로는 달걀말이, 견과류, 어묵, 두부로 만든 간단한 식사, 닭꼬치, 과일, 채소 스틱을 추천합니다.

'마름'에도 주의해야

부모가 '우리 아이는 마른 게 아니다'라고 생각하는 경우도 있습니다. 아이가 말랐는지 아닌지는 수치로 확인합니다. 0~5세까지는 카우프지수, 6~15세까지는 뢰러 지수, 16세 이상은 체질량 지수(BMI)를 이용합니다. 인터넷에서 검색하여 나이, 키, 체중을 입력하면 바로 결과가 나옵니다. '여윔'이나 '영양실조'가 나왔다면 신체뿐만 아니라 뇌, 심장, 뼈에도 충분한 영양이 채워지지 않아 골다공증이 생기기도 합니다.

그런데 '체질적으로 마른 아이'와 '먹지 않아 마른 아이'만 있는 것은 아닙니다. 나이와 키의 비율을 봤을 때 **마른 아이라면 뇌와 몸의 건강에 위험**이 있을 수 있습니다. 소아과 의사나 신뢰할 수 있는 전문가와 상담하여 지나치게 마르지 않도록 관심을 기울입시다.

편식은 빈혈을 부른다

편식이 심하면 철분이나 아연 같은 미네랄이 부족하여 빈혈이 생길 가능성이 커집니다. 어지러움, 숨참, 피로감 등 신체적 증상뿐만 아니라 집중력 부족, 정보처리 속도 저하, 정서 불안정 등이 생길 수도 있습니다. 이렇게 눈으로는 보이지 않는 뇌 안에서도 영향을 받습니다.

식욕이 없어서 힘들다

고민

초등학교 3학년 남자아이. 최근에 식욕이 없어 별로 먹지 않는다. 젤리 같은 것은 먹는다.

답변

어느 정도 먹는지, 영양장애가 생긴 것은 아닌지 신체 구성 측정과 혈액검사 등을 통해 확인했다. 며칠째 식욕부진이 이어진다면 영양소가 든 젤리나 고단백 음료 등 먹을 수 있는 것을 먹인다. 운동량, 수면 시간, 스트레스, 인간관계 등 식욕 저하의 원인을 공감하며 찾아낸다.

경과

같은 반에 어떻게 대해야 할지 알 수 없는 친구가 있어 자기도 모르게 불편하게 느끼고 있다는 사실을 알게 되었다. 학교와 상담하여 자리 바꾸기 등의 대책을 마련했더니 안정감을 되찾아 식사량도 점차 늘었다.

인간관계가 힘들면
식습관에 영향을 미친다

병원 진료실에서 이야기를 듣고 있으면 초등학생도, 중학생도 **인간관계에 대한 고민이 가장 많습니다.** 누군가의 한마디에 상처를 받아 음식이 목으로 넘어가지 않기도 합니다. 나이에 따라서는 부모에게 말하지 않는 아이도 많겠죠. 그럴 때는 가까이서 공감하며 꾸준히 식사를 도와주어야 합니다. 음식과 영양은 몸과 마음을 만드는 데 근본이 됩니다. 식사를 거르거나 줄이지 않았으면 좋겠습니다.

너무 먹지 않는다면 영양소가 들어간 젤리, 고단백 음료 등의 섭취도 생각해 봅니다.

학원이나 과외 때문에 너무 바쁘지 않도록 합니다

식욕부진은 라이프 스타일과도 관련이 있습니다.

저희 병원에 오는 아이들 중에는 평일에는 학원이 끝나는 시간이 밤 9시 반이라 저녁을 그 후에 먹는 아이도 있습니다. 씻는 시간은 물론 취침 시간도 늦어져 아침에 겨우 일어나 아침을 먹을 시간도, 여유도 없는 상태입니다. 토요일에 학원을 세 군데나 가는 아이도 있습니다.

너무 바쁘면 몸과 마음의 여유가 없어집니다. 그렇게 되지 않도록 보호자가 충분히 신경 써야 합니다.

식사만큼 '운동'도 중요하다

건강한 몸을 만들려면 근육이 필수라는 사실은 모두가 잘 알고 있을 것입니다. 이 근육을 만들려면 단백질을 충분히 섭취해야 합니다.

근육을 만들기 위해서만 운동을 하는 것은 아닙니다. 운동을 하면 섭취한 단백질을 구성하는 아미노산이 뇌로 운반되어 '행복 호르몬' 또는 '의욕 호르몬'이라 불리는 도파민이 만들어집니다.

영국 옥스퍼드 대학교에서는 운동으로 뇌로 보내는 혈액이 많아지면 뇌의 신경세포인 '뉴런'의 수가 늘어나고, 뉴런과 뉴런을 잇는 시스템이 빽빽해져 뇌의 기능이 향상되는 과정을 어린이의 뇌 사진에서 확인한 바 있습니다.[119, 120]

스페인 그라나다 대학교에서는 8~11세 아이 100명 이상을 대상으로 연구를 진행하고 있습니다. 이 연구에서는 운동을 많이 하면 뇌, 특히 해마와 전두전피질의 회백질이 물리적으로 커져서 기억력, 사고력, 기분, 정서, 집중력이 향상된다는 사실이 밝혀져 운동으로 뇌의 힘(Brain Power)이 강화된다고 발표하기도 했었죠.[121]

이렇게 매일 단백질을 충분히 섭취하고 몸을 많이 움직이면 몸은 물론 뇌와 마음도 더 건강해진다는 사실이 증명되었습니다.

그러니 꼭 자녀의 운동량에도 신경 쓰면 좋겠습니다.

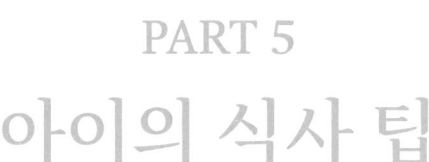

PART 5

아이의 식사 팁

밥상 고민을 해결해 주는
간단 레시피 & 반짝 아이디어

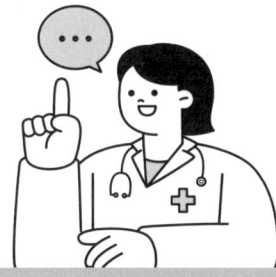

아이가 좋아하는 간단 레시피

좋아하는 간식으로 식이섬유를 섭취한다!
아보카도 아이스크림

재료(10그릇 분량)

아보카도 … 1개(대) 또는 2개(중)

레몬즙 … 50cc

달걀노른자 … 1개

메이플시럽 … 50cc

아몬드우유(무당) … 200cc

첨채당 … 80g

물 … 3큰술(45cc)

젤라틴 가루 … 5g

민트잎 … 적당량

만드는 법

1. 작은 그릇에 젤라틴 가루를 넣고 물을 둘러 불린다. 중간 크기의 그릇에 뜨거운 물을 부어 중탕하면 잘 녹는다.

2. 아보카도는 껍질을 벗기고 씨를 제거한다. 과육을 적당한 크기로 자른 다음, 체에 문질러 페이스트 상태로 만든다.

3. 2의 아보카도에 1의 젤라틴, 레몬즙, 달걀 노른자, 메이플시럽, 아몬드우유를 넣고 섞는다.

4. 3에 첨채당을 넣고 섞는다. 밀폐용기에 넣어 냉동고에서 2~3시간 정도 얼린다.

5. 취향에 따라 씻어서 물기를 제거한 민트잎을 곁들인다.

변형 레시피

• 가격은 조금 비싸지만 첨채당 대신 와산본 설탕(함밀당의 일종)을 사용하면 더 부드럽고 고급스러운 단맛이 납니다.

햄버거스테이크가 지방을 억제한다!

헬시 살코기 햄버거스테이크

재료 포인트

다진 살코기를 준비하는 3가지 방법

- 정육점에서 돼지고기나 소고기를 갈아 달라고 한다.
- 살코기를 사서 집에서 블렌더나 푸드 프로세서로 간다.
- 살코기를 사서 직접 칼로 잘게 다진다.

만들 때 포인트

- 평소에 햄버거스테이크를 만드는 레시피대로 하면 된다.
- 그릇 안에서 고기를 잘 반죽하면 세포 속의 감칠맛이 살아난다. 고기를 반죽한 후에 잘게 썬 양파, 향신료나 허브를 섞는다.
- 구울 때는 눋지 않도록 주의한다. 눋게 되면 당화가 일어난다.

다양한 재료를 넣어 단백질 섭취!

이색 달걀말이

만드는 법

늘 먹는 달걀말이에 단백질이 풍부한 재료를 섞는다.

하나만 넣어도 여러 가지를 넣어도 맛있게 먹을 수 있다.

재료의 포인트

- 해산물: 잔멸치, 잔새우(조금 으깨도 괜찮다), 명란, 장어

- 채소: 다진 파, 작게 자른 파프리카, 토마토

- 기타: 빻은 참깨, 가쓰오부시, 파래, 치즈

마음이 안정되지 않을 때
비타민, 미네랄, 단백질을 충분히 보충할 수 있는 레시피!

참마, 오크라, 낫토를 올린 덮밥

재료(2인분)

• 토핑

참치회 ⋯ 80g(8~10토막)

아보카도 ⋯ 1/2개
(작은 것은 1개)

오크라 ⋯ 4개

낫토 ⋯ 1팩

• 양념

빻은 참깨 ⋯ 1큰술

청차조기잎 ⋯ 3장

양파 ⋯ 2개

쪽파 ⋯ 2개

• 조미료

아마인유 ⋯ 1작은술

간장 ⋯ 1작은술

고추냉이 ⋯ 적당량

만드는 법

1. 참치와 아보카도는 한입 크기(사방 1.5cm)로 자른다. 오크라는 미리 데쳐서 5mm 정도 두께로 썬다.

2. 재료를 전부 그릇에 넣고 섞는다.

포인트

• 참치는 수은 함량이 높은 편입니다. 수은은 신경 발달에 악영향을 미치기 때문에 일주일에 한 번 정도만 먹습니다.

영양가 높은 슈퍼푸드를 간단하게!

참깨소스로 만드는 콩나물무침

재료(2인분)

- 콩나물 … 1팩(200~250g)
- 참깨소스 … 2큰술
- 수수설탕 … 1/2작은술
- 간장 … 1큰술

만드는 법

1. 콩나물을 살짝 데쳐서 수분을 제거한다.

2. 참깨소스에 수수설탕과 간장을 넣고 섞는다.

3. 1과 2를 버무린다.

재료에 대한 아이디어

- 볶아서 빻은 참깨를 사용해도 좋지만, 참깨소스를 쓰면 더 깊은 맛이 납니다. 콩나물 외에 시금치, 소송채 등은 물론 제철 채소도 넣으면 좋습니다. 봄부터 초여름까지는 유채, 완두 순, 아스파라거스, 스냅콩, 여름부터 가을까지는 강낭콩, 오크라, 가지 등이 좋고, 겨울에는 쑥갓도 추천합니다. 가리비나 새우 같은 해산물도 잘 어울립니다.

채소를 잔뜩 먹을 수 있다!

아보카도 딥

재료(2인분)

아보카도(대) ⋯ 1개

양파 ⋯ 1/5개 정도

빻은 참깨(흰깨) ⋯ 2큰술

참깨소스 ⋯ 1큰술

참기름 ⋯ 1큰술

레몬즙 ⋯ 2작은술

소금, 후추 ⋯ 적당량

만드는 법

1. 양파를 잘게 다진다.

2. 아보카도를 반으로 잘라 씨를 제거한다. 숟가락으로 아보카도를 떠서 그릇에 담고 숟가락 등으로 으깬다.

3. 2에 1과 빻은 참깨, 참깨소스, 참기름, 레몬즙, 소금, 후추를 넣고 섞으면 완성된다.

재료에 대한 아이디어

• 채소 스틱은 당근, 무, 셀러리, 파프리카, 오이 등 취향에 따라 선택한다.

변형

• 면역력을 높이고 싶을 때는 무 절임 등을 섞는 것을 추천합니다. 식이섬유가 풍부한 재료에 찍어 먹습니다.

한 번에 채소를 듬뿍 먹을 수 있다!

채소 수프

재료(2인분)

- 양파 … 1/4개(50g 정도)
- 양배추 … 200g
- 콜리플라워 … 50g
- 채소 스톡(고형) … 1개
- 물 … 400㏄
- 소금, 후추 … 약간
- 올리브유(가능하면 엑스트라버진) … 1작은술

만드는 법

1. 모든 채소를 작게 썬다. 너무 잘게 썰지 않아도 괜찮다.

2. 냄비에 물과 채소 스톡을 넣고 1을 더해 20분 이상 중불에서 끓인다.

3. 소금, 후추로 간을 맞춘다.

4. 먹기 직전에 올리브유를 첨가한다.

포인트

- 채소의 단맛이 살아 있는 세 가지 채소가 들어갑니다. 올리브유를 마지막에 넣어주면 맛이 더 부드러워집니다.

생선 부족이라고 느낀다면!
생선살 햄버거스테이크

재료(2인분)

전갱이 회 … 400g

생강 … 엄지손가락 한마디 정도(약 15g)

실파 … 3개

청차조기잎 … 2개

양파 … 2개

술 … 2작은술

미소 … 1작은술

만드는 법

1. 생강은 갈고, 실파, 청차조기잎, 양파는 작게 자른다.

2. 전갱이 회를 칼로 잘게 썰어 그릇에 넣은 다음, 1을 넣고 섞는다.

3. 2에 술과 미소를 넣고 섞는다.

4. 햄버거스테이크 또는 고기완자처럼 동그랗게 만들어 프라이팬에 눌어붙지 않도록 굽는다. 햄버거스테이크 크기라면 3~4분 정도 굽는다.

변형

• 취향에 따라 마늘, 양파, 바질 등을 넣어 서양식으로 만들어도 좋고 파, 참기름, 팔각 가루, 굴소스를 약간 섞어서 중국식으로 만들어도 좋습니다.

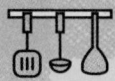 # 증상을 완화시키는 레시피

변비 대책

장이 건강해지는 시리얼

재료(1인분)

바나나(소) … 1개

단백질 시리얼 … 30~50g

볶아서 빻은 참깨(흰깨 또는 검은깨) … 1큰술

밀기울 시리얼 … 1큰술

우엉 가루 … 1작은술

오트밀우유 … 150~200cc

만드는 법

1. 바나나는 껍질을 벗겨 먹기 좋은 크기로 자른다.

2. 1과 모든 재료를 잘 섞는다.

포인트

• 뱃속에서 유익균을 키울 수 있도록 꼭꼭 씹어서 먹습니다. 변비가 심할 때는 식후에 정장
제를 먹는 것을 추천합니다. 시중에 판매되는 제품으로는 비오페르민, 비오스리, 미야리산,
락비 등이 있습니다. 변비에 잘 듣는 한방약도 있으니 의사와 상의해 봅니다.

설사를 한다면

영양 듬뿍 죽

재료(만들기 쉬운 분량으로)

잡곡밥 (완성된 밥)

미소된장국

건더기 재료(달걀, 빻은 참깨, 무 등)

만드는 법

1. 미소된장국에 잡곡밥을 적당량 넣고 불을 켠다. 끓기 시작하면 약한 중불로 끓인다. 국물이 많은 죽을 좋아한다면 밥보다 미소된장국을 더 많이 붓는다. 걸쭉한 죽을 좋아한다면 국물에 밥이 잠길 정도의 양으로 끓인다.

2. 달걀 푼 것, 빻은 참깨, 먹기 좋은 크기로 썰어 익힌 부드러운 무 등을 섞는다.

포인트

• 배가 아파도 계속 영양을 보충합니다. 설사라고 쌀만 넣은 죽을 먹이면 탄수화물만 섭취하게 되고, 몸이 회복하는 데 필요한 영양이 부족해집니다. 달걀, 삶은 잔멸치, 가쓰오부시 등 단백질이 풍부한 식재료를 충분히 섞거나 뿌려 영양을 섭취합시다. 미소된장국으로 끓인 잡곡죽도 추천합니다. 시중에 판매하는 영양 젤리(각종 비타민, 미네랄이 함유된 것)도 함께 먹입니다.

기운이 없을 때는
행복한 달걀말이

재료(2인분)

달걀 … 4개

맛국물 … 5큰술(분말형을 녹인 것도 가능)

수수설탕 … 2작은술

간장(가능하면 저염) … 2작은술

올리브유 … 1~2큰술

만드는 법

1. 그릇에 달걀을 깨서 넣고 달걀 흰자를 자르듯이 긴 젓가락으로 섞는다.

2. 올리브유 외의 조미료를 1에 넣고 섞는다.

3. 프라이팬을 달구어 올리브유를 두른다. 달걀물을 조금씩 부으며 말아준다.

4. 모양을 정리하며 완성된다.

잠들기가 어려울 때
아몬드와 허브를 곁들인 연어

재료(2인분)

연어 ··· 두 덩어리

아몬드 슬라이스 ··· 10g 정도

후추 ··· 적당량

올리브유 ··· 2큰술

파슬리, 이탈리안 파슬리,
딜 등의 신선한 허브 ··· 적당량

레몬 슬라이스 ··· 적당량

만드는 법

1. 프라이팬을 중불로 달구어 올리브유를 두르고 연어가 타지 않도록 굽는다. 한쪽 면을 3분 정도 약간 노릇해질 정도로 굽는다.

2. 연어가 익으면 아몬드 슬라이스도 프라이팬에 넣고 살짝 익힌다.

3. 연어에 후추를 뿌린다.

4. 접시에 연어와 아몬드 슬라이스를 담고 허브와 레몬을 곁들인다.

포인트

• 오메가3와 견과류로 수면의 질을 높일 수 있습니다. 후추를 사용하면 소금을 뿌리지 않아 도 연어 자체의 염분으로 맛있게 먹을 수 있습니다. 또한 고등어, 참치 같은 등푸른생선과 견과류는 수면의 질을 높인다는 연구가 있습니다. 항산화 작용을 하는 허브와 레몬도 같이 먹도록 합시다.

건조한 피부에는

아몬드 잔멸치 가쓰오부시 무침

재료(2인분)

(삶아서 건조한) 잔멸치 … 100g

가쓰오부시 … 5~10g

아몬드 간 것 … 30g

아마인유 … 2작은술

레몬즙 … 1작은술

만드는 법

그릇에 모든 재료를 넣고 섞으면 완성된다.

포인트

• 반찬뿐만 아니라 간식으로 먹어도 좋습니다. 잔멸치, 가쓰오부시에는 아연, 오메가3 지방산, 아몬드에는 비오틴이 다량 함유되어 있습니다. 레몬은 항산화력이 높으므로 함께 섭취하면 흡수율이 높아집니다. 비오틴은 비타민B군의 하나로, 특히 피부 건강에 큰 영향을 주는 영양소입니다. 피부 트러블에는 아연, 비타민B군, 오메가3 오일이 좋습니다.

피곤할 때는
마음을 위로하는 몰로키아 수프

재료(2인분)

몰로키아 ⋯ 100g

달걀 ⋯ 2개

육수용 분말 ⋯ 2g

물 ⋯ 400cc

소금, 후추 ⋯ 적당량

만드는 법

1. 몰로키아는 줄기에서 잎만 떼어내고 살짝 씻어 다진다. 달걀을 풀어준다.

2. 냄비에 물 400cc와 육수용 분말을 넣고, 끓으면 몰로키아를 더해 30초 정도 더 끓인다.

3. 달걀을 조금씩 부으며 풀어준다.

4. 소금과 후추를 넣어 간을 맞춘다.

포인트

• 몰로키아에는 눈에 좋은 루테인이 풍부합니다. 육수는 가리비를 추천하지만, 취향껏 만들면 됩니다.

5초만 더!

아이가 좋아하는 음식에 작은 아이디어 더하기

닭튀김에 레몬을 더한다!

- 닭튀김은 몸을 태워 버리는 대표적인 반찬이라고 할 수 있습니다. 그래서 먹는 횟수를 가급적 줄이면 좋습니다. 만약 먹는다면 당화를 억제하는 식재료를 꼭 같이 먹도록 합시다.

- 레몬은 강력한 항산화 작용을 합니다. 그래서 얇게 썬 레몬과 닭튀김을 함께 먹으면 좋습니다. 파슬리, 양상추도 항산화력이 뛰어나고 식이섬유도 풍부합니다.

100퍼센트 코코아 파우더를 더한다!

- 팬케이크, 크레이프, 시리얼 등에 100퍼센트 코코아 파우더를 듬뿍 뿌립니다. 너무 써서 먹을 수 없다면 콩가루나 수수설탕을 조금 넣습니다.

- 코코아 파우더(카카오 파우더)는 미네랄이 풍부하고 식이섬유도 함유하고 있습니다. 필수 미네랄인 구리도 풍부합니다.

224

아이가 잘 먹는 음식에
작은 아이디어를 보태
영양소를 더합니다!

빵은 참깨, 콩가루를 더한다!

- 밥에 빵은 참깨 또는 콩가루를 듬뿍 뿌립니다. 두 가지를 다 뿌려도 좋아요.
- 흰밥만 좋아하고 다른 것을 먹지 않는 아이도 가끔 있습니다. 그럴 때는 단백질, 비타민, 미네랄이 함유된 참깨나 콩가루를 더해 영양을 보충해주면 좋습니다.

바닐라 아이스크림에 발사믹 식초를

- 바닐라 아이스크림에 발사믹 식초를 조금 넣어주세요.
- 발사믹 식초는 이탈리아의 전통적인 포도 식초입니다. 폴리페놀 성분이 쌀 식초의 3배나 됩니다. 아미노산도 많아 신맛보다 감칠맛이 강한 것이 특징입니다. 아이스크림은 지질과 당질이 많아 중독성이 있기 때문에 조금만 먹습니다.

식사 시간이 즐거워지는 다양한 장식 만들기

귀찮을 수도 있지만,
조금만 신경 쓰면 음식이 더 예뻐져 아이 기분이 좋아집니다!

달걀 예쁘게 자르기

만드는 법

12분 이상 삶은 완숙 달걀을 사용한다. 작은 칼로 달걀의 중심을
향해 V자 모양으로 모양을 낸다. 도시락에 넣으면 보기에도 좋다.

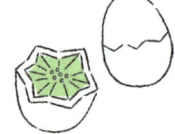

당근으로 꽃 만들기

만드는 법

3mm 정도로 얇게 썬 당근을 시판용 틀로 찍어낸다. 스테인리스로
된 것을 추천한다. 찍어낸 당근에 바깥쪽에서 중심을 향해 비스듬
하게 칼집을 내면 더욱 입체적인 장식이 된다.

레몬 나비

만드는 법

레몬을 두께 2mm 정도로 둥글게 썬다. 바깥쪽부터 원의 중심까지
자르고, 한쪽은 앞쪽으로 다른 한쪽은 뒤쪽으로 비튼다. 씨가 있다
면 적절히 제거한다.

'스마트폰 보는 시간'은
1세까지는 0분, 5세까지는 1시간

미국 안과 학회에 따르면 하루 스마트폰 이용 시간이 5시간을 넘고 눈으로 들어오는 데이터의 양이 1,131MB를 넘는 아이는 근시가 된다고 합니다. [122]

매일 스마트폰이나 태블릿을 5시간이나 본다면 상당히 많은 시간이고, 데이터의 양이 1,131MB라는 것은 스마트폰으로 2~4시간 정도의 동영상을 본다는 뜻입니다.

이처럼 스마트폰, 태블릿 등을 보는 데 눈을 지나치게 많이 사용하면 아이도 안정 피로, 어깨결림이 생길 뿐만 아니라 근시, 나아가 사시가 될 수 있습니다.

따라서 아이의 눈을 보호하기 위해 사용 시간을 관리해야 합니다. WHO에서는 스마트폰 이용 시간을 1세까지는 0분, 5세까지는 1시간으로 권장하고 있습니다. 병원 진료실에서 아이에게 주사를 놓을 때 가끔 스마트폰으로 동영상을 보여주며 다른 쪽으로 주의를 돌리려는 부모도 있지만, 사실 크게 추천하지는 않습니다.

참고 문헌

1 스가노 미치히로. 달걀과 건강: 콜레스테롤 문제를 중심으로. 일본식품과학공학회지. 2019; 66(9):362-367.

2 Cleare AJ, et al. The Effect of tryptophan depletion and enhancement on subjective and behavioural aggression in normal male subjects. Psychopharmacology(Berl). 1995 Mar; 118(1):72-81.

3 Strang S, et al. Impact of nutrition on social decision making. Proc Natl Acad Sci U S A. 2017 Jun 20; 114(25):6510-6514.

4 Tagawa R, et al. Dose-response relationship between protein intake and muscle mass increase: a systematic review and meta-analysis of randomized controlled trials. Nutr Rev. 2020; 79(1):66 – 75.

5 Asakura K, et al. Vitamin D Status in Japanese Adults: Relationship of Serum 25-Hydroxyvitamin D with Simultaneously Measured Dietary Vitamin D Intake and Ultraviolet Ray Exposure. Nutrients. 2020; 12(3):743.

6 Kuraoka S, et al. Impaired Height Growth Associated with Vitamin D Deficiency in Young Children from the Japan Environment and Children's Study. Nutrients. 2022; 14(16):3325.

7 Itoh M, et al. Vitamin D-Deficient Rickets in Japan. Glob Pediatr Health. 2017 Jun 1; 4.

8 Cannell JJ. Vitamin D and autism, what's new? Rev Endocr Metab Disord. 2017 Jun; 18(2):183-193.

9 Guiducci L, et al. Vitamin D Status in Children with Autism Spectrum Disorders: Determinants and Effects of the Response to Probiotic Supplementation. Metabolites. 2022 Jul 1; 12(7):611.

10 Chai B, et al. Vitamin D deficiency as a risk factor for dementia and Alzheimer's disease: an updated meta-analysis. BMC Neurol. 2019; 19(1):284.

11 Anglin RE, et al. Vitamin D deficiency and depression in adults: systematic review and metaanalysis. Br J Psychiatry. 2013 Feb; 202:100-107.

12 Afaghi S, et al. Prevalence and Clinical Outcomes of Vitamin D Deficiency in COVID-19 Hospitalized Patients: A Retrospective Single-Center Analysis. Tohoku J Exp Med. 2021; 255(2):127-134.

13 de Haan K, et al. Vitamin D deficiency as a risk factor for infection, sepsis and mortality in the critically ill: systematic review and meta-analysis. Crit Care. 2014; 18(6): 660.

14 Bener A, et al. The impact of Vitamin D deficiency on asthma, allergic rhinitis and wheezing in children: An emerging public health problem. J Family Community Med. 2014; 21(3):154-161.

15 Almehmadi M, et al. Prevalence of vitamin D deficiency in early-diagnosed cancer patients: A cross-sectional study. Annals of Cancer Research and Therapy. 2020; 28(2):54-59.

16 요코이 가쓰히코 등. 톳 섭취가 생체에 미치는 유해 작용. 제25집 제25회 일본미량영양소학회 학술집회. http://www.jtnrs.com/sym25/O_01.pdf (2022년 11월 20일)

17 농림수산성. 식품 중 비소에 관한 Q&A. https://www.maff.go.jp/j/syouan/nouan/kome/k_as/qa.html (2022년 11월 20일)

18 가토 요코. 어린아이와 사춘기의 철분 결핍성 빈혈. 일본내과학회 잡지. 2010년 6월 10일; 99(6):1201-1206.

19 Ferris AE, et al. An overview of the relationship between anaemia, iron, and venous leg ulcers. Int Wound J. 2019;16(6): 1323-1329.

20 WHO guideline on use of ferritin Concentrations to assess iron status in individuals and populations. WHO. 2020.

21 후생노동성. 일본인의 식사 섭취 기준(2020년도). 후생노동성. 2019년 국민건강·영양조사보고.

22 고다마 히로코. 일본의 임상의학·의료의 미량원소에 관한 최신 동향과 앞으로의 과제. 일본위생학잡지(Jpn. J. Hyg.). 2018; 73:75-82.

23 Petrilli MA, et al. The Emerging Role for Zinc in Depression and Psychosis. Front Pharmacol. 2017 Jun 30; 8:414.

24 Kong X, et al. Sesamin Ameliorates Advanced Glycation End Products-Induced Pancreatic β-Cell Dysfunction and Apoptosis. Nutrients. 2015; 7(6):4689-4704.

25 Wang Q, et al. Supplementation of Sesamin Alleviates Stress-Induced Behavioral and Psychological Disorders via Reshaping the Gut Microbiota Structure. J Agric Food Chem. 2019; 67, 45:12441-12451.

26 가가와 아키오 감수. 제8개정 식품성분표 2021. 여자영양대학 출판부. 2021.

27 후생노동성. 2019년 국민건강·영양조사보고.

28 Frost G, et al. The short-chain fatty acid acetate reduces appetite via a central homeostatic mechanism. Nat Commun. 2014; 5:3611.

29 Kim Y, et al. Association between dietary fat intake and mortality from all-causes, cardiovascular disease, and cancer: A systematic review and meta-analysis of prospective cohort studies. Clin Nutr. 2021 Mar; 40(3):1060-1070.

30 https://www.nih.gov/news-events/nih-research-matters/how-high-fructose-intake-maytrigger-fatty-liver-disease (2022년 11월 20일)

31 다니아이 마키코. NAFLD/NASH의 역학. 일본내과학회 잡지. 2020; 109(1):11-18.

32 Bantle JP. Dietary fructose and metabolic syndrome and diabetes. J Nutr. 2009 Jun; 139(6):1263S-1268S.

33 Richardson DP, et al. The nutritional and health attributes of kiwifruit: a review. Eur J Nutr. 2018 Dec; 57(8):2659-2676.

34 Bae SH. Diets for constipation. Pediatr Gastroenterol Hepatol Nutr. 2014 Dec; 17(4):203-208.

35 Oude Griep LM, et al. Association of raw fruit and fruit juice consumption with blood pressure: the INTERMAP Study. Am J Clin Nutr. 2013 May; 97(5):1083-1091.

36 Kapsimali M, et al. Developing a sense of taste. Semin Cell Dev Biol. 2013 Mar; 24(3):200-209.

37 DiNicolantonio JJ, et al. The Importance of Marine Omega-3s for Brain Development and the Prevention and Treatment of Behavior, Mood, and Other Brain Disorders. Nutrients. 2020; 12(8):2333.

38 https://www.health.harvard.edu/blog/omega-3-fatty-acids-for-mooddis orders-2018080314414 (2022년 11월 20일)

39 Thomsen BJ, et al. The Potential Uses of Omega-3 Fatty Acids in Dermatology: A Review. J Cutan Med Surg. 2020 Sep/Oct; 24(5):481-494.

40 https://www.weforum.org/agenda/2019/04/which-countries-get-the-most-sleep-and-howmuch-do-we-really-need/ (2022년 11월 20일)

41 https://www.oecd.org/ (2022년 11월 20일)

42 https://www.cdc.gov/sleep/about_sleep/how_much_sleep.html (2022년 11월 20일)

43 Kennedy DO. B Vitamins and the Brain: Mechanisms, Dose and Efficacy -- A Review. Nutrients. 2016; 8(2):68.

44 Pawlak R, et al. Iron Status of Vegetarian Adults: A Review of Literature. Am J Lifestyle Med. 2016 Dec 16; 12(6):486-498.

45 Leidy HJ, et al. Beneficial effects of a higher-protein breakfast on the appetitive, hormonal, and neural signals controlling energy intake regulation in overweight/obese, "breakfastskipping," late-adolescent girls. Am J Clin Nutr. 2013 Apr; 97(4):677-688.

46 https://www.pediatriconcall.com/articles/nutrition/zinc-deficiency-in-children/zincdeficiency-in-children-patient-education#:~:text=Mild%20zinc%20deficiency%20can%20lead,acrodermatitis%20enteropathica%2C%20and%20hair%20loss (2022년 11월 20일)

47 Ahsan AK, et al. Zinc Micronutrient Deficiency and Its Prevalence in Malnourished Pediatric Children

as Compared to Well-Nourished Children: A Nutritional Emergency. Glob Pediatr Health. 2021; 8.

48 후생노동성. 일본인의 식사 섭취 기준(2020년도).

49 Jothimani D, et al. COVID-19: Poor outcomes in patients with zinc deficiency. Int J Infect Dis. 2020 Nov; 100:343-349.

50 Natacci L, et al. Omega 3 Consumption and Anxiety Disorders: A Cross-Sectional Analysis of the Brazilian Longitudinal Study of Adult Health (ELSA-Brasil). Nutrients. 2018 May 24; 10(6):663.

51 Kuratko CN, et al. The relationship of docosahexaenoic acid (DHA) with learning and behavior in healthy children: a review. Nutrients. 2013 Jul 19; 5(7):2777-2810.

52 https://lpi.oregonstate.edu/mic/health-disease/skin-health/essential-fatty-acids (2022년 11월 20일)

53 Cheung LK, et al. Mechanisms of Docosahexaenoic and Eicosapentaenoic Acid Loss from Pacific Saury and Comparison of Their Retention Rates after Various Cooking Methods. J Food Sci. 2016 Aug; 81(8):C1899-1907.

54 농림수산성. https://www.jfa.maff.go.jp/j/kikaku/wpaper/h29_h/trend/1/t1_2_4_2.html (2022년 11월 20일)

55 Chang JP, et al. High-dose eicosapentaenoic acid (EPA) improves attention and vigilance in children and adolescents with attention deficit hyperactivity disorder (ADHD) and low endogenous EPA levels. Transl Psychiatry. 2019; 9(1):303.

56 Watanabe A, et al. Effect of Dose and Timing of Burdock (Arctium lappa) Root Intake on Intestinal Microbiota of Mice. Microorganisms. 2020; 8(2):220.

57 Cerletti C, et al. Edible Mushrooms and Beta-Glucans: Impact on Human Health. Nutrients. 2021 Jun 25; 13(7):2195.

58 Chakrabarti A, et al. The microbiota − gut − brain axis: pathways to better brain health. Perspectives on what we know, what we need to investigate and how to put knowledge into practice. Cell Mol Life Sci. 2022; 79(2):80.

59 Miki Y, et al. Group IIA secreted phospholipase A2 controls skin carcinogenesis and psoriasis by shaping the gut microbiota. JCI Insight. 2022 Jan 25; 7(2):e152611.

60 Wenzel UO, et al. Salt, inflammation, IL-17 and hypertension. Br J Pharmacol. 2019 Jun; 176(12):1853-1863.

61 https://www.city.kyotango.lg.jp/material/files/group/1/20211125_n191.pdf (2022년 11월 20일)

62 Skalny AV, et al. Molecular mechanisms of aluminum neurotoxicity: Update on adverse effects and therapeutic strategies. Adv Neurotoxicol. 2021; 5:1-34.

63 Ito K, et al. The Effects of the Habitual Consumption of Miso Soup on the Blood Pressure and Heart Rate of Japanese Adults: A Cross-sectional Study of a Health Examination. Intern Med. 2017; 56(1):23-29.

64 Itoh M, et al. The effects of long-term intake of yogurt together with ground sesame on eye and nasal discomfort due to allergic rhinitis and allergic conjunctivitis-A randomized parallel-group comparison study-Jpn Pharmacol Ther. 2020; 48(11):1961-1974.

65 Idris CAC, et al. Effect of Consumption Heated Oils with or without Dietary Cholesterol on the Development of Atherosclerosis. Nutrients. 2018 Oct 17; 10(10):1527.

66 Langyan S, et al. Food and nutraceutical functions of sesame oil: An underutilized crop for nutritional and health benefits. Food Chem. 2022; 389:132990.

67 de Oliveira Otto MC, et al. Dietary intake of saturated fat by food source and incident cardiovascular disease: the Multi-Ethnic Study of Atherosclerosis. Am J Clin Nutr. 2012 Aug; 96(2):397-404.

68 Uribarri J, et al. Advanced glycation end products in foods and a practical guide to their reduction in the diet. J Am Diet Assoc. 2010 Jun; 110(6):911-916.e12.

69 Malesza IJ, et al. High-Fat, Western-Style Diet, Systemic Inflammation, and Gut Microbiota: A Narrative Review. Cells. 2021 Nov 14; 10(11):3164.

70 Rask-Madsen C,et al. Vascular complications of diabetes: mechanisms of injury and protective factors. Cell Metab. 2013 Jan 8; 17(1):20-33.

71 Rychlik J, et al. Antioxidant capacity of broccoli sprouts subjected to gastrointestinal digestion. J Sci Food Agric. 2015 Jul; 95(9):1892-1902.

72 Fahey JW, et al. Sulforaphane inhibits extracellular, intracellular, and antibiotic-resistant strains of Helicobacter pylori and prevents benzo[a]pyrene-induced stomach tumors. Proc Natl Acad Sci U.S.A. 2002 May 28; 99(11):7610-7615.

73 Song, Q, et al. Novel advances in inhibiting advanced glycation end product formation using natural compounds. Biomed Pharmacother. 2021; 140:111750.

74 Singh K, et al. Sulforaphane treatment of autism spectrum disorder (ASD).Proc Natl Acad Sci U.S.A. 2014 Oct 13; 111 (43) 15550-15555.

75 https://www.city.nagoya.jp/kenkofukushi/cmsfiles/contents/0000044/44089/No.27herusurisa-chi.pdf (2022년 11월 20일)

76 Ramos CI, et al. A new look at phosphorus intake: what do we eat here is what they eat there? J Bras Nefrol. 2019 Jan-Mar; 41(1):12-13.

77 Moritz M, et al. Disorders of Water Metabolism in Children: Hyponatremia and Hypernatremia.

Pediatr Rev. 2002; 23(11): 371-380.

78 https://www.hsph.harvard.edu/nutritionsource/healthy-eating-plate-vs-usda-myplate/ (2022년 11월 20일)

79 https://liverfoundation.org/resource-center/blog/pediatric-fatty-liver-disease/ (2022년 11월 20일)

80 Velázquez AM, et al. ChREBP-driven DNL and PNPLA3 Expression Induced by Liquid Fructose are Essential in the Production of Fatty Liver and Hypertriglyceridemia in a High-Fat Diet-Fed Rat Model. Mol Nutr Food Res. 2022; 66(7): e2101115.

81 https://www.nih.gov/news-events/nih-research-matters/how-high-fructose-intakemay-trigger-fatty-liver-disease#:~:text=Studies%20have%20linked%20excessive%20consumption,is%20stored%20in%20liver%20cells (2022년 11월 20일)

82 https://www.alic.go.jp/joho-s/joho07_000154.html (2022년 11월 20일)

83 https://www.manufacturing.net/operations/news/13181103/capri-sun-to-replacehighfructose-corn-syrup-with-sugar (2022년 11월 20일)

84 https://www.fooddive.com/news/manufacturers-reformulate-with-sugar-as-consumerssour-on-corn-syrup/449233/ (2022년 11월 20일)

85 https://vegetable.alic.go.jp/yasaijoho/senmon/1407_chosa01.html (2022년 11월 20일)

86 https://frozenfoodpress.com/food-safety-checks5 (2022년 11월 20일)

87 농림수산성. https://www.maff.go.jp/j/press/shokuhin/recycle/211130.html (2022년 11월 20일)

88 https://www.jstage.jst.go.jp/article/fstr/21/3/21_407/_html/-char/en (2022년 11월 20일)

89 Shahbazkhani B, et al. Prevalence of Non-Celiac Gluten Sensitivity in Patients with Refractory Functional Dyspepsia: a Randomized Double-blind Placebo Controlled Trial. Sci Rep. 2020; 10(1): 2401.

90 Barbaro MR, et al. Recent advances in understanding non-celiac gluten sensitivity. F1000Res. 2018 Oct 11; 7:1631.

91 Taraghikhah N, et al. An updated overview of spectrum of gluten-related disorders: clinical and diagnostic aspects. BMC Gastroenterol. 2020; 20(1):258.

92 Kazal LA Jr. Prevention of iron deficiency in infants and toddlers. Am Fam Physician. 2002; 66(7): 1217-1224.

93 Sadowitz PD, et al. Iron status and infant feeding practices in an urban ambulatory center. Pediatrics. 1983; 72(1):33-36.

94 Tunnessen WW Jr, et al. Consequences of starting whole cow milk at 6 months of age. J Pediatr. 1987; 111(6 pt 1):813-816.

95 Pizarro F, et al. Iron status with different infant feeding regimens: relevance to screening and prevention of iron deficiency. J Pediatr. 1991; 118(5):687-692.

96 https://www.iarc.who.int/wp-content/uploads/2018/07/pr240_E.pdf (2022년 11월 20일)

97 Zhong VW, et al. Associations of Processed Meat, Unprocessed Red Meat, Poultry, or Fish Intake With Incident Cardiovascular Disease and All-Cause Mortality. JAMA Intern Med. 2020; 180(4):503 – 512.

98 https://www.uicc.org/news/how-interpret-iarc-findings-red-and-processed-meat-cancerrisk-factors#:~:text=The%2018%25%20increase%20means%20the,known%20as%20%E2%80%9Crelative%20risk%E2%80%9D (2022년 11월 20일)

99 Akhter F, et al. High Dietary Advanced Glycation End Products Impair Mitochondrial and Cognitive Function. J Alzheimers Dis. 2020;76(1):165-178.

100 D'Cunha NM, et al. The Effects of Dietary Advanced Glycation End-Products on Neurocognitive and Mental Disorders. Nutrients. 2022; 14(12):2421.

101 Carruth BR, et al. Prevalence of picky eaters among infants and toddlers and their caregivers' decisions about offering a new food. J Am Diet Assoc. 2004 Jan; 104(1 suppl 1):57-64

102 He FJ, et al. Salt reduction in the United Kingdom: a successful experiment in public health. J Hum Hyperten. 2014; 28(6):345-352.

103 Shelton JF, et al. Neurodevelopmental Disorders and Prenatal Residential Proximity to Agricultural Pesticides: The CHARGE Study. Environ Health Perspect. 2014 Oct; 122(10):1103-1109.

104 https://www.forbes.com/advisor/legal/product-liability/roundup-lawsuit-update/ (2022년 11월 20일)

105 이토 아키코. 유기농식품에 대한 일본 어머니의 의식 조사: 인터넷 조사. 제74회 일본공중위생학회 총회. 2015 Nov.

106 Yoshida J, et al. Association of night eating habits with metabolic syndrome and its components: a longitudinal study. BMC Public Health. 2018; 18(1):1366.

107 Lopez-Minguez J, et al. Timing of Breakfast, Lunch, and Dinner. Effects on Obesity and Metabolic Risk. Nutrients. 2019; 11(11):2624.

108 Ruddick-Collins LC, et al. The Big Breakfast Study: Chrono-nutrition influence on energy expenditure and bodyweight. Nutr Bull. 2018; 43(2): 174-183.

109 사사키 히로유키 등. 시간영양학적 시점에서 본 건강한 식생활 리듬. 생화학. 2021; 93(1): 82-92.

110 Avery A, et al. Associations between children's diet quality and watching television during meal or snack consumption: A systematic review. Matern Child Nutr. 2017 Oct; 13(4):e12428.

111 https://www.jpeds.or.jp/modules/guidelines/index.php?content_id=123 (2022년 11월 20일)

112 쓰쓰미 치하루. '음식'을 통한 육아 지원-유아기부터 식사에 바라는 것-. 소아보건연구. 2011; 70권 기념호:7-9. https://www.jschild.med-all.net/Contents/private/cx3child/2011/0070s1/004/0007-0009.pdf (2022년 11월 20일)

113 Chan ES, et al. Early introduction of foods to prevent food allergy. Allergy Asthma Clin Immunol. 2018; 14 (Suppl 2).

114 고노미 아키 등. 철 · 아연의 단독 및 동시 결핍이 혈장 중 각종 미네랄 농도에 미치는 영향. Biomed Res Trace Elements. 2007; 18(3) : 281-285.

115 Umar M, et al. Vitamin D and the Pathophysiology of Inflammatory Skin Diseases. Skin Pharmacol Physiol. 2018; 31(2):74-86.

116 Shams B, et al. The relationship of serum vitamin D and Zinc in a nationally representative sample of Iranian children and adolescents: The CASPIAN-III study. Med J Islam Repub Iran. 2016 Oct 18;30:430.

117 Huang TH, et al. Cosmetic and Therapeutic Applications of Fish Oil's Fatty Acids on the Skin. Mar Drugs. 2018 Jul 30; 16(8):256.

118 Abuelgasim H,et al. Effectiveness of honey for symptomatic relief in upper respiratory tract infections: a systematic review and meta-analysis. BMJ Evid Based Med. 2021; 26(2):57-64.

119 옥스퍼드 대학교 너필드 임상신경과학부. https://www.ndcn.ox.ac.uk/research/fmrib-plasticity-group/research-projects/fit-to-study (2022년 11월 2일)

120 Erickson KI, et al. Exercise training increases size of hippocampus and improves memory. Proc Natl Acad Sci U.S.A. 2011 Feb 15; 108(7):3017-3022.

121 그라나다 대학교. https://profith.ugr.es/activebrains?lang=en (2022년 11월 20일)

122 https://www.aao.org/eye-health/tips-prevention/screen-use-kids (2022년 11월 20일)

저는 소아과 의사이지만 공중보건 전문의이기도 합니다. 마지막으로 공중보건에 대한 이야기를 하며 책을 끝맺도록 하겠습니다.

코로나19의 감염 확대로 '공중보건'이라는 말을 언론에서 자주 듣게 되었지만, 많은 사람이 물이나 공기 오염과 같은 공해를 주로 떠올리는 것 같습니다.

공중보건은 의학의 한 분야로 모든 사람의 건강을 '집단'이라는 관점에서 생각하는 영역입니다.

프롤로그에서 '토털 헬스 프로모션'에 대해서 소개했는데, 이것 역시 공중보건의 관점에서 생각해낸 개념입니다. 공중보건은 사회의학인 동시에 전염병 예방, 건강수명 연장(건강하게 오래 살기 위해) 연구, 예방의학과 건강교육 등을 포함합니다.

공중보건에서는 격차를 없애는 것도 중요하게 여깁니다.

1970년대, 대다수의 일본인이 자신을 중산층에 속한다고 생각하는 '일억총중류'라는 말이 있었던 것처럼 일본은 사회적인 격차가 비교적 적은 나라였습니다.

그런데 그 후 버블경제가 붕괴되고 불황을 거쳐 최근에는 코로나19의 영향까지 더해지면서 격차가 점점 확대되고 있는 것이 현실입니다.

하나의 국가, 지역 안에서 생활 수준을 비교했을 때 '주위 사람에 비해 나는 가난하다'라고 느끼는 사람의 비율을 '상대적 빈곤율'이라고 부릅니다(산출 방법은 후생노동성 또는 OECD의 사이트 참조).

2018년의 일본의 상대적 빈곤율은 15.4퍼센트, 즉 약 7명 중 1명이 상대적 빈곤 상태입니다. 2017년의 OECD 통계를 보면 일본의 상대적 빈곤율은 G7 국가 중 미국에 이어 두 번째로 높습니다.

이 말은 다른 G7 국가보다 일본에 더 큰 격차가 존재한다는 뜻입니다.

격차를 없애기 위해서는 '지식·교육·정보'가 중요합니다. '교육'에는 의무교육이 있지만, '지식·정보'는 개인마다 차이가 있어 모든 사람에게 혜택이 돌아가지 않습니다.

그런 의미에서 음식에 대한 책을 쓰는 것은 격차 확대로 이어질 가능성이 있습니다. 책을 읽는 사람과 읽지 않는 사람, 그러니까 지식·정보를 가진 사람과 가지지 않은 사람이 생겨 격차가 확대될 가능성이 있기 때문입니다. 이것은 굉장히 어려운 문제입니다.

(참고로 격차를 줄이기 위한 하나의 방법은 사회 인프라 개선입니다.)

그렇지만 병원 진료실에서 몸이 안 좋아서 고민하는 아이와 부모를 만나다 보니 제대로 된 정보를 전달해야겠다는 생각이 들었습니다.

공중보건의 이념 중에는 '모든 사람에게 건강을(Health for All)', '누구 하나 소외되지 않도록(Leave no one behind)'이라는 말이 있습니다. 소아과 의사이자 공중보건 전문의로서, 저는 이런 마음으로 매일 환자와 마주하고 있습니다.

이 책은 현시점의 최신 연구를 통해 나온 정보를 바탕으로 '아이가 건강해지는 음식'을 널리 공유하기 위한 첫걸음으로 쓰게 되었습니다.

음식을 고르고 먹는 법에 관한 최신 지식을 여러분의 평소 생활에 적용해 보셨으면 좋겠습니다.

음식과 영양에 대한 지식을 바탕으로 아이들의 몸과 마음 그리고 뇌가 건강하게 발달하길, 그리고 사회 전체가 풍요롭고 평화로워지길 바랍니다.

집필하는 동안 여러 가지 사정으로 일정이 크게 지연되었음에도 항상 친절하고 끈기 있게 조율해 주신 다이아몬드사의 미야자키 씨와 에디폭의 후루카와 씨에게 이 자리를 통해 감사의 말씀을 전합니다.

이토 미쓰코

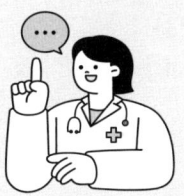

옮긴이 **이현욱**

성균관대학교 국어국문학과를 졸업하고 일본 쓰쿠바대학교 대학원 인문사회과학 연구과와 이화여자대학교 통역번역대학원 통역학과에서 석사 학위를 취득했다. 현재 프리랜서 일본어 통번역가로 활동 중이다. 옮긴 책으로 《쓰는 습관》, 《기타 1도 모르는데 4인조 밴드》, 《경영은 모닥불처럼》, 《의사는 먹지 않는 약》, 《14살부터 시작하는 나의 첫 돈 공부》 등이 있다.

아이 식사가 잘못됐습니다

초판 1쇄 인쇄 2025년 10월 15일
초판 1쇄 발행 2025년 10월 20일

지은이 이토 미쓰코
옮긴이 이현욱
펴낸이 신경렬

상무 강용구
기획편집부 이다희 신유미
마케팅 최성은
디자인 신나은
경영지원 김정숙 김윤하

펴낸곳 (주)더난콘텐츠그룹
출판등록 2011년 6월 2일 제2011-000158호
주소 04043 서울시 마포구 양화로12길 16, 7층(서교동, 더난빌딩)
전화 (02)325-2525 | **팩스** (02)325-9007
이메일 editor1@thenanbiz.com | **홈페이지** www.thenanbiz.com

ISBN 979-11-93785-48-5 03510